암(癌) 해 방구

# 차 가 원

무옮 김동명 지음

하늘 땅 사람 출판사

# 서문

여러 요인으로 몸에 문제가 발생하면, 우리의 몸은 스스로에게 이상을 알리고, 육체를 지배하는 정신에게 조심하라는 신호를 보내게 됩니다.

그 대표적인 신호로는 발열, 통증, 부종, 피로, 피부를 붉게 만드는 홍반 등이 일반적이고 우리가 쉽게 느낄 수 있는 것들입니다.

이런 신호가 나타나면 휴식을 취하거나, 그 원인을 찾아 적절한 조치를 취해주어야 인체가 다시 정상적인 운행을 하게 됩니다.

그런데 현대의학이 발달되면서 열이 나면 해열제로, 통증이 생기면 진통제로, 몸이 부으면 이뇨제로, 홍반이 생기면 연고제 등으로 간단히 처치를 하게 됩니다.

그리고는 마치 모든 것이 해결된 것인 양, 다시 원래의 부적절한 생활로 돌아가게 되고, 이러 상태가 지속되면 서서히 인체에 무리가 가중되고 그 결과 더 강력한 인체의 경고가 나타납니다.

이 강력한 경고의 신호가 바로 제가 생각하는 '암' 입니다. 결국 '암' 은 우리를 해치려는 것이 아니라 우리를 지키려는 우리 몸의 선택입니다.

영화 '타이타닉호'를 기억하실 것입니다.

당시 타이타닉호는 당대 최첨단 증기 여객선으로 타이타닉호가 그리 쉽게 침몰할 것이라고는 그 누구도 생각하지 않았습니다. 하지만 타이타닉호가 첫 항해에서 침몰하는 일이 발생하게 됩니다.

타이타닉호가 바다 속으로 가라앉게 된 이유는 조타수가 타이타닉호의 전방에 빙산이 있음을 수차례 알렸음에도 불구하고 타이타닉호의 위용을 믿고 속도를 늦추지 않았기 때문입니다.

사소한 경고일지라도 자꾸 무시하다 보면 예기치 못한 일이 발생할 수 있습니다. 하지만 경고는 경고일 뿐, 경고 자체를 두려워할 이유는 없으며 그 원인을 해결하려는 노력이 필요할 뿐입니다.

예전에 지하수를 끌어 올리는 '펌프'가 있었습니다. 그 펌프 곁에는 늘~ 한 바가지의 물이 놓여 있었습니다.

이 물이 없으면 펌프질을 할 수 없으며, 시원한 물을 얻을 수도 없습니다. 우리는 이 한 바가지의 물을 마중물이라 부릅니다.

인체의 강력한 경고인 암이 발생했을 때의 인체에는 자연회복력, 자연치유력이 거의 존재하지 않습니다. 지금 상태의 인체 힘만으로는 회복하기 어렵습니다. 그리고 인체의 자연회복력, 치유력이 회복되어야 암이 치유됩니다.

암을 치유하는 힘을 되살리기 위해서는 마중물 개념의 어떤 것이 인체에도 필요합니다. 이 마중물이 차가원에서는 차가버섯입니다.

암 해방구 차가원은 자발적 의지와 노력, 차가버섯 자연요법으로 암을 치유하는 장소이며 '암을 치유하는 세상에서 가장 훌륭한 의사는 환자 자신이다' 라는 명제를 깨닫는 삶의 시간이 존재하는 공간입니다.

차가원은 암을 치유하는 희망의 장소이며, 자연적 암 치유 방법입니다. 현명함과 용기와 의지가 있다면 당신이 있는 그 곳이 바로 차가원입니다.

그리고 차가원은 실제로 존재합니다.

암으로부터 자유로운 세상을 만나보시기 바랍니다.

무암촌(無癌村)' 촌장 무옯 김동명 배상

# 목차

## 서문

## 제 1장. 차가원에 들어가기 위한 마음 준비 1

(0) 의지 2
(1) 암 치유 과정 5
(2) 차가버섯과 자연적인 방법으로 암을 치유하는 시작 6
(3) 운동 14
(4) 암치유 도움말 19
(5) 진실 혹은 거짓 (정성윤 선생 글 중에서) 29
(6) 장OO 님 (정성윤 선생 글 중에서) 33
(7) 암환자의 행로 34
(8) 나는 살 수 있다 41

## 제 2장 암치유 실전 45

(1) 적응단계 46
   1. 적응단계 개요 46
   2. 통증완화 46
   3. 적응단계 47

4. 운동  49

   5. 차가버섯 복용  49

   6. 차가버섯 관장  51

   7. 식사관리  55

   8. 온열요법  59

   9. 차가버섯캡사이신 마사지  59

   10. 복부 온도를 항상 높게 유지해야 합니다.  60

   11. 지방교체 요법  63


(2) 준비 단계  65

   1. 차가버섯 복용  66

   2. 운동  67


(3) 완치 단계  75

   1. 항암치료와 수술  76


# 제 3장 암이란  79

(1) 암과 죽음  81
(2) 암과 운명  84
(3) 암과 인생  87
(4) 암성 통증(癌性痛症)  90

(5) 인체 내에는 암을 control하는 기관이 있다. 99

(6) 암과 정신질환 104

## 제 4장 암과 차가버섯 111

(1) 차가버섯과 암세포 자가사멸 기전 116

(2) 차가버섯과 간 기능 회복기전 119

(3) 차가버섯이 뇌에 미치는 영향 121

(4) 차가버섯이 염증을 소멸시키는 기전 123

(5) 차가버섯의 활성산소 제거능력 126

(6) 차가버섯과 인체 항상성(homeostasis) 회복기전 130

(7) 차가버섯의 항암효과 134

(8) 해독요법과 차가버섯 관장 137

   1. 차가버섯 관장 방법 140

   2. 임플란트 관장 140

   3. 질관장 144

(9) 차가원의 차가버섯 추출분말 144

## 제 5장 암과 운동 147

(1) 운동과 산소 공급 148

(2) 운동이 혈액에 미치는 효과 150

(3) 운동이 뼈에 미치는 효과　151

(4) 운동이 신경계에 미치는 효과　154

(5) 운동이 호흡계에 미치는 효과　157

(6) 운동이 뇌에 미치는 영향　161

(7) 암환자의 운동　166

## 제 6장 식사요법　185

(1) 식사요법의 기본　187

(2) 암환자의 단백질 공급의 문제　192

　　1. 암환자와 단백질　193

　　2. 단백질과 아미노산　194

　　3. 단백질 섭취의 문제　195

　　4. 단백질 섭취의 대안 아미노산　196

　　5. 아미노산을 많이 함유하고 있는 식품　197

　　6. 실크 아미노산　198

(3) 암환자의 식사 관리　199

(4) 위암 환자의 식사관리　201

(5) 차가원에서 사용하는 식재료 일람　203

(6) 녹즙 복용　207

## 제 7장 온열요법　211

(1) 체온과 건강  211

(2) 체온과 면역력  214

(3) 열에 약한 암세포  215

(4) 인체의 체온조절 능력을 회복하기 위한 온열요법  217

(5) 온열요법의 방법  219

   1. 족열요법  219

   2. 온열치료 기기  226

   3. 목욕요법  227

후기  231

# 1장. 차가원에 들어가기 위한 마음 준비

암 해방구인 차가원에 들어가기 전에, 나에게 차가원이 존재하는지 생각해 보는 장입니다.

차가원은 우리 곁에 실존하고 있지만 대부분의 사람들은 보고 느끼지 못합니다.

차가원에 들어갈 준비가 되지 않은 분에게 차가원은 또 하나의 헛된 희망일 뿐입니다.

(0) 의지

약간은 생소하게 느껴지겠지만, 차가원에 오시는 암 환우 분을 처음 뵈면 쉽게 완치가 될 것인지 어려울 것인지 대강 예측할 수 있습니다.

예측할 수 있는 첫 번째 단서는 환우 분의 완치해보겠다는 의지 여부 그리고 의지의 강도입니다.
두 번째 단서는 자연적인 치유 방법에 대한 생각이 [단순한가] [너무 복잡한가]입니다.
현대의학도 고치지 못하는데, 암을 어렵지 않게 치유할 수 있는 자연적인 치유방법이 있다는 것에 대한 믿음은 처음부터 굳건하게 형성되기 어렵습니다. 노력하다 보면 자연히 점점 더 강한 믿음이 생기게 됩니다.
문제는 너무 복잡하게 생각하는 것입니다.
왜 차가버섯을 먹어야 하고, 왜 걸어야 하고, 왜 소식(小食)을 해야 하고, 왜 관장을 해야 하고, 왜 실크아미노산을 먹어야 하고, 왜 집중적인 온열요법을 해야 하고, 왜 녹즙을 먹고, 왜 마사지를 하고, 왜 거꾸리 운동을 해야 하는지 끊임없이 스스로 생각하고 판단하고 결정하고 의심을 하는 것입니다.
인체에 존재하는 에너지는 유한합니다. 암 치유에, 인체의 자연치유력회복에 에너지가 집중적으로 투입되어야 합니다.

인체 기관의 중요도에 따라 에너지 투입 순서에 차별이 있습니다.

사유(思惟), 생각, 판단, 고민, 번민, 의심, 불안의 작동이 이루어지는 동안에는 뇌에 최우선적, 집중적으로 투입됩니다. 에너지만 집중적으로 투입되는 것이 아니고 암 치유, 자연치유력회복에 매우 중요한 인체에 존재하는 산소도 머리에서 다 끌어가버립니다.
많이 먹으면 소화에 집중적으로 투입됩니다. 그 다음 남는 에너지가 있으면 필요한 곳에 가겠지만, 머리가 복잡하면 머리에 투입될 에너지도 부족합니다.

그 결과 자연히 자연치유 방법에서 멀어지게 되고, 상태는 더 악화되고, 스스로의 마음에 불신의 탑을 한층 더 쌓고 사라지게 됩니다.
암을 치유하기 위해서는 [단순 현명하고, 조금은 무식한 머리]가 필요합니다.
쉽게 완치할 것인지 아닌지에 대한 또 하나의 단서가 있습니다. 정성윤 선생의 글로 대신 합니다.

[잘 되면 내 탓이고 잘 못되면 조상 탓이라는 말이 있습니다. 병이 걸려도 그런 경우가 있습니다. 질병을 담담하게 받아들이고 자신의 삶을 반추하며 잘못된 점을 고쳐나가는 사람이 있는가 하면, 질병의 원인에 대해서는 눈을 감은 채 질병의 진행을 현재의 불만스런 외부 상황 탓으로 돌려 투정부리는 사람이 있습니다.

마치 내 병이 지금의 외부적인 상황 때문 이기라도 한 듯이 말입니다. 그런 분에게는 모든 상황이 불만스럽고, 현실은 꼬여만 갑니다. 어떤 분이 질병에서 회복될 가능성이 높을지는 불문가지입니다. 모든 것이 마음에서 오는 것은 아닐지라도, 적어도 현실의 상당부분이 자기 마음의 반영이라는 지적은 사실일 듯싶습니다. 자기 마음이 보는 것이 자기 현실이 됩니다.

이와 관련해서 여조겸 선생의 다음과 같은 일갈은 우리에게 시사 하는 바가 크다 하겠습니다.

"거북이 껍질을 굽기 전에 세 가지 징조는 이미 갖추어져 있다. 이 징조의 길함은 바로 내 마음의 길함이고 이 역의 변화가 바로 내 마음의 변화이다.....망령된 사람은 그 망령됨을 보고, 거짓된 사람은 그 거짓됨을 보며, 요망한 사람은 그 요망함을 보니, 모두 마음이 스스로 발견한 바를 볼 뿐이다."
내 마음이 발견한 바가 내 현실이 됩니다. 자신을 현실에 순응시키고자 하면 성숙과 기쁨이 올 것이고, 현실을 자신에게 맞추려 하면 끝없는 불만과 고통이 올 겁니다. 그 선택은 자유라는 이름으로 열려있습니다. 치유도 그렇습니다.]

암(癌)은 자연적인 치유방법을 선택하고 현명하게 노력하면 대부분 그리 어렵지 않게 치유됩니다.

하지만 현대의학의 암 치료 순례를 마치고 그때서야 정신을 차리기 때문에 더 많은 노력이 필요하고 역부족인 경우도 있습니다.
이러한 사실을 믿기는 고사하고, 생각이라도 해볼 준비가 되어 있는 사람을 만나기도 어렵습니다. 내 탓이고 내 큰 탓입니다.

(1) 암 치유 과정

인체를 적극적으로 정화시키면서, 암을 이기는 인체를 만드는 것이 자연적인 방법으로 암을 치유하는 과정입니다.
인체에는 경이로울 정도로 강력한 자연치유력, 회복력이 존재합니다. 인체가 자연치유력, 회복력을 작동하게끔 해주면 암은 인체가 알아서 어렵지 않게 처리합니다.
인체를 정화시키면 암의 성장속도가 둔화되고, 통증이 약해지고, 희망을 갖게 됩니다.
암을 이기는 인체를 만드는 과정은 혈액을 깨끗하고 건강하게 회복시키고, 간 기능을 개선하고, 대장 내 환경을 건강하게 복원시키고, 체력에 맞게 서서히 강도를 높이면서 힘을 다해 걷고, 암을 인체의 일부로 인식하고 있는 뇌를 각성시키고, 인체의 전반적인 순환기능이 원활히 통하게 하는 것입니다.
문제는 이렇게 하면 틀림없이 암이 사라지는지 아니면 그냥 이론에 불과한지에 대한 명확한 증거와 판단자료가 필요하고, 틀림없이 암이 사라진다면 필요한 시간이 어느 정도인가입니다.

이러한 사실은 이미 증명되어 있습니다. 차가원에 오시든가 스스로 차가원을 만들면 쉽게 확인 할 수 있습니다.
시간은 100일 정도면 됩니다.
그리고 이미 물도 마시기 힘들 정도로 생존임계치 아래에 존재하는 경우, 너무 과도한 항암제치료를 한 경우, 대장, 갑상선 같이 면역력에 관계되는 중요 장기를 제거해 버린 경우, 영구인공장기를 달고 있는 경우는 삶의 질 향상 정도 외는 기대하기 어려울 수도 있습니다.

(2) 차가버섯과 자연적인 방법으로 암을 치유하는 시작

암(癌)은 잠깐 나에게 왔다가 온 목적을 이루면 바로 사라지는 존재입니다.
암이 오는 목적은 대부분의 사람들에게 인체를 다시 한 번 건강하게 만드는 기회를 주기 위해서이며, 이승을 떠나야 할 시간이 가까운 사람에게는 생을 깨끗하고 아름답게 정리할 수 있는 시간을 주기 위함입니다. 암(癌)은 인간의 오랜 진화가 만들어 낸 생존력 강화, 보완 수단입니다.
암이 내가 세상을 떠나야 할 즈음에 왔다면 암과 더불어 세상을 떠나야 하고, 아직 살아야 할 날들이 남아 있을 때 왔다면 인체를 다시 건강하게 만들어 암을 조용히 돌려보내야 합니다.
지금 내가 내 생의 어디 쯤 존재하는지, 어떻게 하는 것이 암을 조용히 돌려보내는 것인지, 과연 그런 방법이 있는지, 내 생명이 달려 있

는데, 한 번 쯤은 깊이 생각해 볼 이유와 가치가 있는데, 우리 대부분은 암이라는 진단이 나오면 생각은 고사하고 무조건 육체를, 자기 자신을 도륙 내어 버립니다.

내가 떠나야 할 시간이 언젠지는 모릅니다. 인체 전체가 많이 노화(老化) 되었으면 떠나야할 시간이 가까이 있다고 여기면 됩니다.
암을 조용히 돌려보내려면 인체가 암을 필요로 하지 않게 해 주면 됩니다. 같은 의미의 많은 표현이 있습니다.
면역력을 강하게 해서 인체가 암을 물리치게 한다.
혈액을 깨끗하고 건강하게 만들면 암이 사라진다.
암의 존재를 용인하고 있는, 면역체계를 통괄하는 뇌를 정신 차리게 하면 암은 즉시 사라진다.
물 좋고 공기 좋은 곳에서 운동을 열심히 하고, 인체 전체의 체온을 올려주면 암은 사라진다.
채식위주의 깨끗한 재료로 만든 음식을 먹는 것이 암 치료의 시작이다.
인체에 존재하는 독성물질을 배출해주면 암은 사라진다.
척추를 바르게 하고 장내환경이 깨끗하면 암이 생길 수 없다.
암환자에게는 낭비할 수 있는 시간이 허락되지 않습니다. 암을 조용히 돌려보내기 위해서는 가능한 효과적인 노력이 필요합니다.
암세포에 의해 장기가 막혀서 지금 당장 생명이 위험하면 수술을 해서 통하게 해야 합니다. 복수(腹水) 같이, 암에 의해 발생하는 이차적인 증세는 현대의학의 도움을 받아 완화시키면서 치유를 위한 노력을 해야 합니다.

그 외의 현대의학적인 치료는 받지 않는 것이 좋습니다.

암을 조용히 돌려보내기 위한 노력에는 운동, 음식, 좋은 차가버섯추출물, 독성물질 배출, 인체 정화, 집중적인 온열요법 등이 있습니다. 운동을 열심히 하고, 깨끗한 음식을 먹고, 충분한 양의 좋은 차가버섯추출물을 복용하고 독성물질을 배출시키는 것은 필요조건입니다. 암을 조용히 쉽게 돌려보내려면 충분조건을 만족시켜야 합니다. 충분조건은 인체에서 가능한 독성물질을 만들지 않도록 인체환경을 건강하게 만드는 것입니다.

**독성물질 배출도 중요하지만 인체에서 독성물질이 만들어지지 않도록 인체환경을 만들어 주는 것도 중요합니다.**

차가버섯을 복용하고 현명하게 노력하면 거의 대부분 혈액의 생화학적 성분은 아주 깨끗하고 건강하게 변화됩니다. 병원 검사에서 '혈액 하나는 끝내준다' 는 말을 틀림없이 듣게 됩니다.
하지만 독성물질은 계속 존재합니다. 관장을 하고 운동을 해서 독성물질을 배출해도 인체에서 계속 만들어지기 때문입니다.
인체에서 독성물질이 만들어지는 곳이 주로 장(腸)입니다. 장에서 만들어진 독성물질은 혈액 속으로 들어가고 간과 뇌를 포함한 인체 전체로 퍼져갑니다.

암환자의 장내환경은, 암이 발생할 정도로, 균형이 깨져 있습니다. 특히 인체의 면역체계에 아주 중요한 역할을 하는 유산을 형성하는 박테리아와 부패를 일으키는 병원균을 억제하고 유익균을 보호하는 유산균을 형성하는, 장내에서 가장 중요한, 박테리아의 수가 현격히 부족합니다.

유해균이 거의 장 전체를 장악하고 있고, 유익균은 힘을 쓰지 못합니다. 이런 상태에서는 유기농 상추를 먹어도 장내에서 많은 양의 독성 가스와 독성물질이 발생합니다.

장내 환경을 개선해서 유익균이 세력을 장악하게 되면 자연히 인체 면역력이 올라가고, 장내에서 독성물질 형성이 현저히 줄어듭니다.

혈액이 생화학적으로 깨끗하고 건강한 상태에서 독성물질까지 없으면 뇌(腦)는 인체에 암세포가 더 이상 필요 없음을 감지하고 제거 명령을 내립니다. 뇌에서 암세포 제거명령이 내려오면 암은 즉시 힘을 상실하고 현명하게 노력했다면 며칠 만에도 사라집니다.

장내 환경을 건강하게 개선하는 방법은 많이 있을 것입니다. 그 중에 쉽게 할 수 있는 방법이 임플란트 관장입니다.

체액을 구성하는 물 또한 중요한 요소입니다.
암환자의 체액은 암세포가 존재하고, 성장하기에 적합한 상태를 유지하고 있습니다. 체액은 적당한 속도로 배출되고 새로 만들어 집니다. 그런데 암환자의 체액순환 속도는 정상인에 비해 느립니다.
인체 체액의 순환속도를 높이고 건강하게 만들어 주면 다른 노력들의 효과가 더 빠르게 나타납니다. 운동은 기본이고, 클러스트가 작은 깨끗한 물을 충분히 마시는 것이 좋습니다.
암세포는 자극을 주면 급성장하는 본능을 가지고 있습니다. 가능한 암세포를 자극하지 않도록 조심해야 합니다. 위암환자라면 물의 온도를 미지근하게 해서 마셔야 합니다. 답답하다고 찬물을 양껏 마시면 암세포가 바로 준동합니다.

그다음 중요한 요소로 [거꾸리 운동]을 들 수 있습니다.
위의 노력에 화룡점정(畵龍點睛)하는 것이 거꾸리 운동입니다. 평생 한 번도 경험한 적이 없는 아주 깨끗하고, 산소를 많이 머금은 혈액이 뒤집힌 중력에 의해 뇌에 충분히 공급됩니다. 뇌에 큰 변화가 일어나고 암 치료 기간을 줄여줍니다.

대부분의 사람은 암(癌)이라는 존재에 주눅이 확실히 들어 있습니다. 스스로 암을 어떻게 해볼 생각이나 능력이 없는 상태에서, 암으로 고생하고 죽음에 이르는 과정을 그냥 두렵게만 보고 듣고 한 이유도 있겠지만, 근원적인 이유는 지식과 힘을 독점한 사람들에 의해 암의 실체가 조작되었기 때문입니다.
암의 실체가 너무 과대평가되어 있고, 아주 강력한 능력을 가지고 있는 인체의 자연회복력, 치유력은 아예 무시되고 있습니다. 그래야 그들의 힘과 권위와 경제적 이득을 지킬 수 있기 때문입니다.
변화되기 어려운 현실입니다. 그리고 우리 거의 대부분은 암이라는 판정을 받으면 즉시 자아를 버리고 현대의학의 광신도가 될 준비를 무의식적으로 하고 있고, 그렇게들 하고 있습니다.

인체에서 발생하는 거의 대부분의 질환은 인체 스스로 해결합니다. 의사들이 잘 먹고 잘사는 것은 그들의 실력이 훌륭해서가 아니라 인간의 생명력이 강하기 때문입니다. (혈의 누 중에서)

당뇨나 아토피나 암이나 근원적인 원인은 같습니다. 아토피나 당뇨, 암을 치료하는 방법도 거의 비슷합니다. 다만 당뇨나 아토피에 비해 암은 더 강력하고 빠르게 인체의 자연치유력 회복력을 되살려야 한다는 정도의 차이입니다.
그리고 아토피나 당뇨는 당장에 사망하는 증상이 아니어서 현대의학이 암 치료 같은 극단적인 방법을 쓰지 않을 뿐입니다. 만약에 아토피가 암 만큼 위험하다면, 아토피가 발생한 근원적인 원인을 제거해서 인체가 스스로 치유하게 하지 않고, 팔이고 다리고 보이는 족족 다 잘라버릴 것입니다.
거의 대부분의 아토피나 당뇨는 인체의 자연회복력, 치유력을 되살리면 쉽게 근치됩니다. 그리고 이런 노력이 그리 어렵지 않습니다.
작금에 아토피나 당뇨증상을 스스로의 노력으로 치유하려는 움직임이 일어나고 있습니다. 현대의학에 도전하는 이런 불순한 움직임이 암으로까지 번지면 의학적인 지식과 권력을 독점하고 있는 사람들의 권위가, 경제적인 특권이 도전 받게 됩니다. 절대로 이런 움직임이 발생하도록 그냥 두지 않을 것입니다.

환자 스스로는 아무런 생각을 하지 못하게, 암은 점점 더 복잡하게 진화할 것이며, 점점 더 강하게 공포의 대상이 되어 갈 것입니다. 그리고 현대의학으로 암이 완치되었다는 발표를 더 많이 쏟아 부을 것입니다. 스스로 힘을 다하는 노력 없이 현대의학만으로 암을 완치했다는 것은 부신피질호르몬제만 복용하고 아토피를 완치했다는 말과 동일합니다. 우리가 살고 있는 지구에서는 이런 일은 불가능합니다.

늙으면 인체의 신진대사가 느려집니다. 자연현상입니다. 암의 성장속도도 일반적으로 젊은이 보다 느립니다. 암도 인체의 일부분이기 때문입니다.

나이 80 에 어느 날 암 판정을 받았다고 합시다. 초기든 말기든 그리 큰 차이가 없습니다. 아무런 노력도 하지 않고 그냥 지내도 한참 동안 평범하게 생존할 수 있습니다. 마지막 한두 달은 통증도 오고 거동이 어려워질 것입니다. 대부분의 통증은 약으로 줄일 수 있고 암 성장속도가 그리 빠르지 않아서 통증의 강도도 강하지 않습니다. 마지막에 거동이 불편한 것은 자연사(自然死)해도 비슷합니다.

병원에서 치료를 강력하게 권하지는 않겠지만, 혹 수술을 하고 항암치료를 했다고 합시다.

병원치료를 한다는 안도감은 분명 클 것입니다. 평생 병원을 존경하면서 살았고 현대의학을 신(神)처럼 믿고 살았으니까.
세상에는 확실한 것이 거의 없습니다만 그래도 몇 가지는 있습니다. 언젠가는 죽어야 된다는 것, 공짜는 없다는 것입니다.
암이지만 병원치료를 한다는 안도감, 행복감은 잠시일 뿐입니다. 아무런 노력을 하지 않았을 때보다 훨씬 빨리 인간의 모습도 유지하지 못하고 비참하게 사망할 수도 있습니다. 추억도 남기지 못하고, 생의 정리는 생각도 못하고 말입니다.
인체에 남아있는 자연치유력 회복력을 여유롭게 회복시키면서 생을 정리하는 것이 현명한 선택입니다. 이렇게만 할 수 있다면 암이 몸 안에 있어도 천수(天壽)를 누릴 수 있습니다.

암으로 인해 발생하는 이차적인 증상은 현대의학의 도움을 받아 완화시키면서, 가능하다면 공기 좋고 물 깨끗한 곳에서 산보도 많이 하고, 먹거리도 채식위주의 자연식으로 하고, 좋은 차가버섯도 적당히 복용하면 암은 거의 잊고 지낼 수 있습니다. 통증은 마지막까지 느끼지 못하고 맑은 정신도 끝까지 유지할 수 있습니다.
이렇게 할 마음이 있어도 경제적인 여유가 없는 사람들도 있습니다. 새로운 장소로 옮기지는 못해도 아침저녁으로 동네 학교 운동장이라도 천천히 걸으면서 차가버섯추출물을 적당히 복용하는 것만으로도 천수를 누릴 수 있습니다.
이미 거동이 힘든 상태에서 암 판정을 받는 사람도 있습니다. 이런 분도 차가버섯추출분말을 조금씩 복용하면 정신이 맑아지고 통증도 어느 정도 줄어들고 의미 있는 기간만큼 더 사실 수 있습니다.

(3) 운동

암 치유에 중요한 부분을 차지하는 것이 운동입니다. 운동은 호흡까지 포함합니다. 운동은 체력과 상황에 맞게 단계적으로 강도를 높이면서 힘을 다해 꾸준히 하면 됩니다. 운동 중에 제일 좋은 것이 걷기입니다.

사람 사는 것도 마찬가지지만, 특히 암을 치유하기 위해서는 지금 내가 하는 노력에 대해 큰 그림을 그려서 치유의 과정과 결과를 예상하고 있어야 합니다. 노력에 필요한 힘과 시간과 경제적인 상황과 인내심과 고통과 참아내야 하는 어려움들과 목표가 이루어져 가는 과정을 짐작하고 있어야 합니다. 그래야 사소한 일로 인해 포기하는 경우가 일어나지 않습니다.

마냥 불안 속에서 뭘 왜하는지도 모르고 하라고 하니까 그냥해서는 이루어지는 일이 없다고 보면 거의 정확합니다. 비슷한 상황에서 비슷하게 노력해도 전혀 다른 결과가 많이 있습니다.

운동이 중요하고 암 치료에 상당한 역할을 합니다.

하지만 현명하게 할 경우에 그렇다는 것이고 시계태엽 돌아가듯 영혼이 없이 피동적으로만 움직이면 고생만 더 합니다. 현명하게 할 생각이 있으면 하고, 대부분의 암 환자가 잠깐씩 건드려 보는 여러 가지 불안해소 차원의 헤맴이라면 굳이 힘들이지 않는 것이 좋습니다.

운동을 하다보면 사소한 일들이 많이 발생합니다. 스스로 혹은 경험이 많은 사람과 상의해서 현명하게 해결해야 합니다.
급한 상황에 처한 경우, 말기 암으로 죽음이 예상되는 경우 자기중심을 잡지 못하면 전형적인 암 치료 순례에 빠지게 됩니다. 암 치료에 좋다는 모든 것을 조금씩 다해보게 됩니다.
운동도 마찬가지고 건강식품, 음식도 비슷합니다. 암에 좋다는 건강식품이 100여 종은 되고, 대체의학적인 방법도 수 십 가지는 됩니다. 음식도 채식을 주로 하다가 갑자기 좋다는 소리를 듣고 오리고기를 먹기도 하고, 힘이 없을 땐 고기를 먹어야 한다는 소리에 바로 넘어가 버립니다. 생존과 운동에 필요한 만큼만 먹어도 충분한데 녹색조류 제품이 많은 영양을 함유하고 있다고 하면, 먹고 있는 식사에 영양가가 무지하게 부족한 듯이 느껴집니다. 이 모든 것을 조금씩 해보면서 죽음을 향해 갑니다.

암을 완치한 사람들의 특징은 자기중심을 잡고, 결정했으면 주위의 유혹에, 스스로의 핑계에 흔들리지 않고 힘을 다해 꾸준히 노력했습니다. 그리고 [세상에서 가장 훌륭한 의사는 환자 자신]이라는 진리를 몸소 실천해서 증명했습니다.

**암을 치유하는 운동의 목적**

암을 이길 수 있는 인체를 만드는 것이 운동의 목표입니다.
심폐기능 강화, 인체에 많은 양의 산소 공급, 인체 산소저장능력 향상, 스트레스 해소, 정신력 강화, 기력회복 및 체력 강화, 식욕 증진, 의지력 강화, 인체의 기 순환 강화, 인체 장기 기능 향상, 인체 생체기능 • 신진대사 능력 회복, 독소 배출, 혈액 순환 촉진, 인체 흡수능력 향상, 면역기능 강화, 신경전달물질 • 호르몬 정상 분비 기능 회복, 무기력증 해소, 수면 증진, 체중 감소 방지, 삶의 질 향상, 인체항상성회복, 체온유지 • 상승, 차가버섯 복용 능력 증강

**효율적인 운동을 위한 운동전 준비 사항**
운동이 소기의 목적에 효과적으로 갈 수 있도록 명상, 준비운동, 호흡정리, 복장, 신발, 배낭, 보조도구, 차가버섯추출분말 액 등이 필요합니다.
체온유지가 매우 중요합니다. 겨울에는 방한복(땀복)을 착용하고 여름에는 너무 급격한 상승이 없도록 그늘, 모자를 이용합니다.

**운동 양**
체력의 정도, 나이, 성별, 심폐기능, 혈관계 질환, 심장질환, 빈혈증세, 뼈 전이 여부, 근골격계 기능, 뼈 통증, 균형감각의 장애, 신경계 질환, 거동의 가능 정도, 음식을 잘 먹지 못하는 경우, 복수가 찬 경우, 출혈이 있는 경우, 항암치료 중, 항암치료 부작용이 나타나고 있는 경우 등을 고려해서 처음에는 무리가 없을 정도로 시작하고 서서

히 운동 양을 늘려야 합니다.
완치 단계에 들어가면 한 번 운동에 체력이 거의 다 소진될 수 있을 정도의 강도를 유지하는 것이 좋습니다.

### 운동 장소

공기가 깨끗하고 건강한 숲속이 좋습니다. 상황에 맞게 선택하면 됩니다. 바닷가는 공기는 깨끗하지만 건강하지는 않습니다. 오랜 기간은 바닷가 운동은 피하는 것이 좋습니다.
운동을 실내에서 하는 경우 물로 정화되는 공기청정기 정도는 사용하는 것이 좋고 바깥의 공기가 좋으면 겨울에도 옷을 충분히 입고 창문을 열어 놓는 것이 좋습니다.

### 지병이 있는 경우 운동 방법과 유의사항

고혈압, 심장질환, 혈액순환계 질환은 운동을 하면서 매우 세심한 관찰이 필요합니다. 반드시 보조자와 같이 하고 운동의 강도를 약하게 하고 충분히 쉬어야 합니다. 조금이라도 이상 징후가 나타나면 즉시 운동을 중단하고 정밀검사를 받는 것이 좋습니다.

### 운동 중 주의 할 사항

충분한 양의 차가버섯추출분말을 복용해서 활성산소제거와 땀으로 나간 물을 보충해 주고, 많은 양의 땀을 흘릴 것이 예상되는 경우 소금을 조금 준비합니다. 빈혈이 발생한 경우는 일시적으로 걷기를 중단하고 가벼운 산보 정도로 대체하는 것이 좋습니다.
불규칙한 맥박, 흉통, 구토, 호흡곤란, 혈압상승 또는 하강, 심한빈혈이 있는 경우 실내에서 약한 운동을 하는 것이 좋습니다.
이런 증상들은 약하게나마 꾸준히 운동을 하면 증세가 많은 경우 호전됩니다. 하지만 상황에 따라 호전이 되지 않으면 병원의 정밀진단이 필요합니다.
복수(흉수)가 심하게 찰 경우 복수를 제거하면서 운동을 해야 합니다. 복수를 제거하면 시간을 벌 수 있고, 여러 번 제거하면서 힘을 다해 노력하면 많은 경우 복수증세가 사라지거나 약해집니다.

암이 대 정맥상이나 위험한 위치에 있는 경우는 운동 양을 아주 서서히 늘려야 합니다.
운동 중 넘어지거나 다치지 않도록 조심해야 합니다. 부상의 정도가 크면 계획에 상당한 차질이 올 수 있습니다. 조심하는 수밖에 없습니다. 걷기에서 중요한 것은 꾸준함이지 무리한 힘씀이 아닙니다. 특히 노령이거나 뼈에 전이된 경우 큰 부상은 매우 위험합니다.
암(癌)은 일상적인 건강을 회복하면 사라집니다. 아주 간단한 사실입니다. 너무 먼 길을 돌아서 왔기 때문에 일상적인 건강을 회복하려면 힘을 다하는 현명한 노력이 필요합니다.
다른 사람이 갔으니까 나도 가야된다는 그런 경우도 있고, 다른 사람이 갔는데 결과가 비참했으면 나는 가지 않아야 한다는 경우도 있습니다.

### (4) 암 종류별 치유 도움말

0. 암이란?

암은 자연의 의지를 잠시 혹은 오랫동안 따르지 않은 결과물입니다. 그리고 암이라는 진단을 받은 사람들 대부분은 다시 한 번 자연의 의지에 위배되는 치료방법을 선택합니다.

자연의 의지를 따르지 않아서 생긴 질환은 그러한 상태를 반성하고 얼마 동안 확실하고 강하고 집중적으로 자연의 의지에 합당한 생활을 하면 어렵지 않게 회복됩니다. 사실입니다.

1. 폐암

차가버섯으로 치유하기 비교적 쉬운 질환입니다. 폐암을 치유하기 위해서는 깨끗하고 건강한 공기가 꼭 필요합니다.

깨어 있는 동안 힘을 다해 가슴을 펴고 아주 천천히 심호흡을 해야 합니다.

운동은 숲속에서 걷기가 좋습니다. 걷는 동안 아주 천천히 심호흡을 시행해야 합니다. 폐암 환우 분은 숨이 차게 걸으면 안 됩니다. 숨이 차지 않을 만큼의 속도로 오래 걸어야 합니다.

나이, 체력에 따라 많은 차이가 있지만 일반적인 기준으로 호흡이 편한 상태에서 하루 15km 정도를 걸으면 완치를 기대해도 됩니다.

분무기를 이용하여 차가버섯추출분말 액을 입 속에 뿌리고 호흡을 통해 폐까지 차가버섯이 들어가게 하면 기침이 멈추고, 통증이 줄고,

가슴이 시원해집니다. 호전되는 것을 느낄 수 있습니다. 300cc의 물에 10g 정도의 차가버섯추출분말을 녹여서 하루에 다 사용하면 됩니다.

하나 더, 폐암 환우 분은 찬 공기가 직접 폐에 들어가지 않게 조심해야 합니다. 통증이 있는 경우 통증이 더 심해지고, 기침이나 답답한 증세가 더 강해집니다. 암세포가 준동하기 때문입니다. 폐에 자극을 주지 않도록 해야 합니다.

## 2. 위암

위암을 치유하기 위해서는 위를 자극하는 모든 행위를 적극적으로 조심해야 하고 위를 진정시키는 마즙, 양배추즙, 생감자즙을 하나씩 바꿔가면서 식전 30분에 50cc 정도 먹는 것이 좋습니다.

위를 자극하는 행위는 맵고 짜고 쓰고 신 맛이 나는 모든 음식, 차고 뜨거운 물이나 음식, 소화가 잘 되지 않는 음식, 육류나 단단한 종류의 음식 같이 위의 연동 운동을 강하게 필요로 하는 음식 등입니다.

암 덩어리는 유연성이 거의 없이 단단합니다. 위가 연동운동을 하면 암세포를 강하게 자극하게 되고 암세포는 자극에 즉각 반응합니다.

암이 거의 사라질 때까지 유동식을 해야 하고, 항상 배가 조금 고픈 상태를 유지해야 합니다. 위암 환자가, 배고픔을 느끼지 않는다든가 과식을 하면서는 호전을 바라지 않는 것이 현명합니다.

암, 특히 말기 암을 치유하기 위해서는 시간이 필요합니다. 위암의 성장속도가 너무 빠르면 치유에 필요한 시간을 확보하기가 어렵고, 너무 빠르게 암으로 인한 이차증세가 나타납니다. 차가버섯을 캡슐에 넣어서 2g 씩 하루 3 번 정도 복용하면 차가버섯이 암세포에 도포되면서 암의 성장속도를 늦춰줍니다. 대부분 충분한 시간을 확보할 수 있습니다.

위암환우 분이 답답해서 혹은 더워서 등의 이유로 찬물을 한 사발 마시면 다음날 암세포가 준동하는 것을 어렵지 않게 느낄 수 있습니다. 위에 자극을 주지 않도록 많은 신경을 써야 합니다.

### 3. 간암

간 기능을 회복시키는 노력을 병행해야 치유할 수 있는 시간을 벌 수 있습니다. 차가버섯 관장, 실크아미노산 복용 등이 좋은 방법입니다. 가능한 채식을 하고, 체력이 허용하는 범위 내에서 최대한 많이 걸어야 합니다.

간암 치유를 방해하는 큰 요소가 피로물질입니다. 체력을 넘어가는 운동은 금해야 하고, 피로물질이 몸에 쌓이지 않도록 몸 밖으로 배출시키거나 중화시켜야 합니다. 금앵자, 유기농 매실농축액을 충분히 복용하는 것이 좋습니다.

간암 환우는 특히 운동 후 뜨뜻한 물로 땀을 바로 씻어야 합니다. 그냥 말리면 땀 속의 독성물질이 인체에 다시 흡수되고 간을 피로하게 만듭니다. 샤워 후 발을 조금 높이 하고 잠시 누워있는 것이 좋습니다.

### 4. 대장암

효과가 있는 핫팩 등을 이용해서 배꼽 부위를 항상 따뜻하게 유지시켜야 합니다. 차가버섯관장과 임플란트 관장이 필요합니다.
차가버섯 관장은 1,000cc의 물에 차가버섯추출분말 20g 정도가 좋고 임플란트 관장은 200cc를 기준으로 하되 배설욕구가 생기면, 생기지 않을 만치 양을 줄여서 대장에서 다 흡수되도록 해야 합니다.

### 5. 직장암

주사기를 이용하여 차가버섯추출분말을 직장 내에 도포해야 합니다. 통증이 심할 경우는 농도를 묽게 하고, 통증이 너무 심할 경우는 10분 정도 참은 다음 주사기를 이용하여 미지근한 물로 씻어내면 됩니다.
차가버섯을 넣은 캡슐을 좌약 같이 항문에 삽입시켜도 좋습니다.
직장암은 대부분 수술을 하게 됩니다. 인공항문을 달게 되면 차가원에서 해드릴 수 있는 것이 별로 많지 않습니다. 수술이냐 자연적인 치료냐의 선택에 신중을 기하기 바랍니다.

### 6. 유방암

차가버섯캡사이신 마사지와 질관장이 필요합니다. 손으로 만져본다든가 하는 자극은 주지 않는 것이 좋습니다.

### 7. 갑상선암

공기 좋고 물 깨끗한 곳에서 한두 달 차가버섯추출분말을 충분히 복용하고, 열심히 걷고, 깨끗한 음식을 먹으면서 인체를 정화시키면 쉽게 사라지는 암입니다.

## 8. 전립선암
차가버섯의 효과가 상당히 좋은 암입니다.
차가원의 기본 프로그램을 충실히 수행하면 걱정하지 않아도 됩니다.

## 9. 뇌종양
뇌는 탄수화물로부터 에너지원을 공급받고 뇌를 제외한 인체는 주로 지방으로부터 에너지를 공급받게 됩니다. 깨끗한 탄수화물을 충분히 먹으면서 있는 힘을 다해 걸어야 합니다.
뇌종양은 뇌에 자극을 줄 수 있는 산삼 같은 강장제는 절대로 복용을 금해야 합니다.
많은 경우 말기 암 상태의 인체를 적당히 건강한 보통사람들의 인체와 비슷하게 생각하고 대처를 합니다. 말기 암 상태의 인체는 보통사람들에게는 거의 해를 끼치지 않는 작은 자극이나 충격도 회복하는데 많은 시간과 에너지가 필요하고, 회복하지 못하는 경우도 많이 있습니다.
자연적인 치유를 시작하고 진행이 잘 되다가, 아직 안정단계에 진입하지 못한 상태에서, 단 한 번의 과식이나 산삼 한 뿌리로 인해 잘못되기도 합니다.

10. 피부암

암부위에 직접 차가버섯추출분말 용액을 도포하면 눈으로 확인할 수 있을 정도로 빨리 호전됩니다. 피부암은 진행속도가 매우 빠른 편에 속합니다. 직접 도포하면 치유할 충분한 시간을 쉽게 확보할 수 있습니다.

11. 식도, 기도암

분무기를 이용해서 계속 적으로 식도나 기도에 차가버섯 추출분말 용액을 도포해주면 암의 진행속도를 현저히 늦출 수 있고 여유를 가지고 치유할 수 있습니다.

12. 자궁. 난소암

전적출만 하지 않았다면 질관장이 치유에 상당한 역할을 하며 비교적 쉽게 치유되는 암입니다.
단전부위를 항상 따뜻하게 유지해야 합니다.

13. 췌장암

채식이 필요하고 체력에 약간의 무리가 있어도 힘을 다해 많이 걸어야 합니다. 간암과 마찬가지로 실크아미노산을 복용하는 것이 좋습니다.
충분한 양의 금앵자와 매실농축액 복용은 선택이 아니고 필수입니다.

14. 담낭(쓸개), 담도암
담도가 막히면 스탠트로 담즙이 흘러갈 수 있는 길을 만들어 주거나 담즙을 체외로 배액 시켜 황달증상이 나타나지 않게 해야 합니다. 하지만 담낭은 보존하는 것이 자연치유에 유리합니다.
아주 많이, 꾸준히 걸어야 합니다.

15. 복강 전이 암
말기 암에서 많은 경우 복강에 전이됩니다. 복강에 전이되면 현대의학에서는 치료를 거의 포기합니다. 그들 나름대로 충분한 이유가 있을 것입니다. 복강 전이는 모든 장기에 전이라고 해석해도 크게 틀리지 않습니다.
차가버섯을 이용한 자연치유의 특징이 전이된 암은 쉽게 사라진다는 것입니다. 배 전체를 항상 따뜻하게 유지시키고, 야채즙을 충분히 복용하고, 수면자세는 누워서 척추를 바로 유지하는 것이 좋습니다.
검증된 좋은 온열치료기를 적절히 사용하면 많은 도움이 됩니다.

많이 걸어야 되지만 걷는 방법에 주의할 것들이 있습니다.
보폭을 넓게 해서 몸에 작은 충격이라도 발생하지 않도록 조심해야 하고, 걷는 길은 평탄한 장소가 좋습니다. 징검다리 같은 곳을 건너 뛴다거나, 다리근육에 힘을 줘야 올라갈 수 있는 급한 경사로는 피하는 것이 좋습니다.

### 16. 젊은 나이에 발생한 암

젊은 나이에 나타나는 암의 특징은 성장속도는 많이 빠르지만 암 자체의 생존력은 약한 편입니다. 일반적으로 위험도가 높다고 인식되고 있지만 차가버섯 자연요법에서는 비교적 치유가 쉬운 군에 속합니다. 그래도 치유기간을 오래 끌면 호전 가능성이 낮아집니다. 발견 즉시 최선을 다해서 노력해야 합니다.

이런 종류의 암은 대부분 수술이나 항암제치료의 결과가 좋지 않습니다. 그리고 수술이나 항암제치료를 했을 경우 차가원에서 해 드릴 수 있는 것이 별로 없습니다. 수술이나 항암제치료 등을 받았을 경우, 자연적인 방법으로 치유할 시간을 확보하기가 매우 어렵습니다.

현대의학과 자연치유 노력, 둘 중에 하나를 선택해야 합니다.

### 17. 70세 넘어서 발생한 암

먼저 암과의 공존전략을 구사하고, 암의 세력이 약해지면 서서히 인체를 암이 필요 없는 상태로 바꿔주면 쉽게 암이 사라지고 천수를 누릴 수 있습니다. 이 나이에 수술이나 항암제치료는 체력에 무리인 경우가 많고, 항암제치료로 저하된 체력이나 면역력은 다시 회복되기 어렵습니다.

삶에 대한 애착은 보통 인간의 본능입니다. 그리고 본능은 삶의 경륜에 따라 변합니다.

18. 소아암

소아암의 경우는 암이라는 현실보다 안타까움이 앞서게 됩니다. 그리고 아이들은 암 치유 방법에 대해 스스로 선택할 능력이 없습니다. 의사와 부모들의 결정에 그냥 따라갑니다.

아이의 아픔보다 훨씬 큰 아픔을 느끼고 있는 부모한테 냉정하라고 하기가 거의 불가능합니다. 하지만 내 아이를 위해서 소아암 병동의 현실을 한 번이라도 살펴보기 바랍니다.

현대의학적인 치료는 최소한만 받고 자연적인 치유방법을 선택하는 것이 현명합니다.

소아암의 원인은 간접적인 경우가 대부분입니다.

그 만큼 발병요인이 약합니다. 아이의 면역력이 아직 완성되지 않아서 나타난 증상입니다. 아이들의 면역력은 조금만 노력하면 암을 물리칠 만큼 단기간에 올려줄 수 있습니다. 아이들의 신체적 특성입니다.

19. 뼈 전이에 의한 통증

전이된 뼈의 원래 형태가 존재하는 상태에서의 통증은 차가버섯캡사이신 마사지를 진통제와 병행하면 어렵지 않게 약화됩니다.

20. 복수. 하지부종

복수, 하지부종 증상이 나타나면 암이 많이 진행된 상태입니다. 암성 복수나 하지부종은 암이 성장을 멈추고 크기를 조금이라도 줄여야 사라집니다. 이뇨제 등의 복용은 호전을 목표로 하는 것이 아닌 임시방편이며, 효과도 미미하고 암치유를 많이 방해합니다.
힘을 다해 현명하게 노력하면서 필요시 마다 복수는 병원에서 제거해야 하고, 하지부종은 물리적인 힘을 이용해서 다리에 찬 물을 복부로 밀어 올려줘야 합니다.
적당한 강도의 거꾸리 운동을 충분히 하면 하면 큰 도움이 됩니다.

### 21. 자연치유력, 회복력이 작동되게 하려면

차가버섯을 이용한 자연치유를 시작하기 전에 기본프로그램만 실행하면서 며칠 푹 쉬어야 합니다. 어떤 상태의 인체든 푹 쉬면 자연치유력, 회복력 작동 기전이 실행되기 시작합니다. 인체가 가지고 있는 생물학적 특징입니다.
푹 쉬는 며칠이 암치유에 많은 영향을 줍니다. 그 동안 많이 쉬었다고 생각할 수도 있습니다. 쉬지 않았습니다. 불안과 공포에서 정신적 육체적으로 매우 피곤한 상태입니다.

이제 차가원에서 진짜 암치유를 시작한다고 생각하고, 희망을 가지고, 며칠 푹 쉬십시오.

### 도움말을 정리하면서

상세히 정리하려면 방대한 양의 설명과 실지로 적용하고 그로인한 결과의 증명이 필요하고, 그 내용을 다 읽고 느끼고 실행하기 위해서는 상당한 정도의 인내심과 시간이 요구되고, 이것은 다시 실질적인 도움이 되지 않는 순환을 하게 됩니다. 그래도 너무 단순하게 요약한 것 같기도 합니다.

암은 인체 전반의 문제가 국소부에 나타난 질환이지만 암이 발생한 부위의 특징과 환자의 현재 상태를 충분히 고려하면서 치유 하는 것이 효과적입니다. 천천히 잘 읽어 보면 굳이 암 종류를 구분할 필요가 없을 정도로 어떤 암 종이든 다 같이 병행해야 하는 필요한 내용들입니다. 자연적인 방법의 암 치유는 단순 현명하고 조금은 무식해야 합니다.

## (5) 진실 혹은 거짓 (정성윤 선생 글 중에서)

진실이란 무엇인가? 진실은 사실 속에 감추어진 찾아야 하는 그 무엇이며, 고도의 교육과 숙련된 사고를 통해서만이 드러나는 특별한 무엇인가?

그렇지 않다. 진실은 '사실'을 지칭하는 다른 말일뿐이다. '사실'과 별개인 '진실'은 존재할 수 없다.

그런데 우리가 사는 우주는 진실하지 않음이 없다. 해가 뜨고, 달이 지고, 물이 흐르며, 꽃이 피는 것이 바로 지금 일어나고 있는 '사실'이고 '진실'이다.

우리를 둘러싸고 있는 우주의 그 무엇도 진실하지 않음이 없는 것이어서, 그런 당연한 사실을 '진실'이라고 바꿔 부를 때 우리는 오히려 어색함을 느끼지 않을 수 없는 것이다.
그러므로 '진실'이란 말은 도처에 존재하는 아주 평범하고 자연스런 상태를 인간이 인위적으로 바꿔 부르는 말일 뿐인 것이다.
그런데 왜 그런 자연스런 상태를 두고 인간은 굳이 '진실'이라는 말을 사용하는가. 그것은 인간의 욕망 때문일 것이다. 일어나는 사실을 '사실'로 받아들이기 싫어하는 사람들이 '사실'을 감추고 왜곡할 때 비로소 '진실'이 탄생하기 때문이다.
그러므로 '진실'은 '거짓'이 만드는 것이다. 거짓은 실제로 존재하지 않는 것을 말하며 따라서 거짓의 반대 개념인 진실 또한 존재하지 않는다. 오로지 '사실'만이 존재하는 것이다. 그것이 전부다. 일어나는 모든 것만이 사실이며 진리이다.

Y여사가 있었다.
폐암 말기에 뇌까지 전이된, 현대 의학의 입장에서는 치료가 난망한 59세의 평범한 아주머님이었다.
우리가 보기에는 아직 희망이 많은 분이었고, 실제로 차가원에서 생활하는 10여 일 동안 상태가 현저히 개선되고 있었다. 그러나 불행히도 Y여사는 '진실 혹은 거짓' 게임에 빠져 있었다. 그 자녀와 남편은 Y여사에게 본인의 정확한 상태를 알리지 않고 있었고, 그 거짓이 Y여사에게 '사실'을 파악할 수 없게 만들었으며, 그 결과 Y여사는 진실과 거짓 사이를 방황하는 치명적인 불안감 속으로 빠져들게 만들었다는 사실을 그들은 알지 못하는 듯 했다.

Y여사는 일단 자기의 상태에 대해 정확히 알아야 했고, 필요하다면 한없는 절망을 경험해야 했으며, 그 절망을 딛고 마지막 희망 속으로 뛰어들어야 하는 말할 수 없이 중요한 상황이었다.
그러나 주위에서 거짓으로 그녀에게 위안을 준 결과 Y여사는 막연한 불안감에 휩싸인 채 작은 상황변화에도 당혹해했으며(잘 될 수 있는데 잘 못되는 것은 아닌지, 치료방법을 바꿔야 되는 것은 아닌지, 가족들이 거짓말로 자기를 속이고 있으며 결국 버림받는 것은 아닌지 등등) 온전한 희망도 절망도 아닌 상태에서 양 극단을 방황하며 불안감에 짓눌렸고, 결국 우울증에 걸린 채 귀가하고 말았다.
선의의 거짓말이라는 이야기도 있기는 하다. 살다보면 그런 것이 필요하다고 주장할 수도 있다.
그 점에 대해 지금 논란을 벌이고자 하는 것은 아니다.
다만, 만일 그런 거짓말이 필요하다 하더라도, 그것은 단지 어린이나 노약자와 같은 사람에게 방편적으로만 유효할 뿐이라는 사실은 지적하지 않을 수 없겠다. 거기에 사람의 생명이 걸린 일이라면 더 말해 무엇하겠는가.
사실을 외면하고, 사실만이 작동하는 체계 속에서, 거짓으로 좋은 결과를 기대한다는 것처럼 터무니없는 일이 또 있겠는가. 기억하라. 우주는 사실만이 작동하는 세계인 것이고, 우리의 간사한 생각들은 결코 작동하지 않는다는 '사실'을.
그렇다면 사람들은 왜 이렇듯 지극히 당연한 '사실'을 받아들이지 못하는 것일까. 아마도 그것은 '사실'을 대면할 용기가 없기 때문일 것이다. '사실'이 '기대'와 다를 경우 우리가 그 '사실'을 받아들인다는 것은 곧 고통의 수락을 의미한다. 그렇다. 우리는 고통을 두려워한다. 그러나 그렇다고 해서 '사실'이 달라지는가. 고통을 피할 수 있는가.

어느 며느리가 더운 날 옷을 모두 벗고 앞치마만 두른 채 방아질을 하고 있었는데 예기치 않게 시아버지가 오시자 며느리는 당황하여 어쩔 줄 모르다가 앞치마로 눈을 가렸다는 이야기가 있다. 이는 단순히 우스갯소리로 치부할 일이 아니다.

그 이야기 속에는 우리가 세상과 '사실' 앞에서 취하곤 하는 행동이 통렬하게 풍자되어 있기 때문이다. 우리는 엄연한 '사실'을 두고도 그것이 받아들이기 힘들거나 달갑지 않을 때 사실을 외면하거나 우리의 생각을 왜곡함으로서 해결하려 하는 터무니 없는 행동을 하곤 한다.

'사실'은 '이미 존재하는 것'을 의미한다.
우리가 우리의 눈을 가리거나 생각을 바꾼다고 해서 사라지거나 변화되는 문제가 아니라는 뜻이다. 그렇다면 Y여사가 불필요하게 치러내고 있는 대가의 상당부분은 모두 '사실'을 인정하지 않고 '진실 혹은 거짓'이라는 가상의 세계를 살고 있기 때문에 벌어지는 일이 아니던가.

인간은 약한 존재다. 그러나, 그러므로 더욱 사실 앞에서 겸허해야 한다. 아플 땐 아파야 하는 것이 우주의 진리인 것이다. 그래야 희망이 생긴다.

한 가지 다행스런 점은 Y여사가 자발적으로 정신과 진료를 원했고, 자발적으로 집으로 돌아갔다는 사실이다. 이제부터라도 Y여사가 '사실' 앞에 서기를, 그래서 진정한 희망을 갖게 되기를 기대한다.

## (6) 장OO 님 (정성윤 선생 글 중에서)

장OO님(71세, 남). 올해 9월 초 아산병원에서 담낭암에 림프관 전이의 4기 판정을 받고 황달현상을 안으신 채 지난 9월 20일 입소하셨습니다.

수술은 불가하고, 항암을 시도해 보자는 의사의 권유를 뿌리치게 된 계기는 병원에 입원하신 동안 체험하시게 된 비인간적인 의술 때문이셨다 합니다. 장OO님이 입소하실 때 가지고 들어오신 약(병원처방)은 초산메게스트론 등 총 9가지였습니다. 안 그래도 힘든 몸에 그 많은 약의 독성으로 몸은 하루가 다르게 지쳐가고, 식사마저도 어려운 상태가 되셨는데....

지금 한 달이 지났습니다.
황달은 사라졌고, 매일 오전에는 8Km의 산길을 걸으시며 오후에는 잣을 주우러 산속을(여기는 가평입니다^^) 다니십니다. 모든 약의 복용도 입소 후 중단하신 것은 물론입니다.(위험하지 않냐구요? 차가버섯과 주의 깊은 스텝이 있다면 그런 위험은 없습니다. 수 없이 확인되는 사실입니다)

장OO님은 조용하고 신중하신 성격이라 별다른 내색을 안 하시는 편인데, 그래도 항암을 거부하고 차가원에 오시기를 정말 잘 했다고 말씀하시고, 보호자님(부인)은 최근 "이제는 암을 이길 것 같다는 느낌이 든다"고 하십니다. 물론 저희는 그런 느낌을 벌써 갖고 있었습니다^^

종양은 어떻게 다루느냐에 따라 천의 얼굴을 나타냅니다. 인체는 인간의 일부일 뿐이며 정신과 육체가 함께 사람을 만듭니다. 종양도 그 전체적 구성의 일부이고, 인체가 어려움에 처할 때 드러내는 한 표현에 지나지 않습니다.

그 사실을 직시하는 것, 질병이 아니라 건강의 관점에서 육체를 바라보는 것, 마음으로 자신을 이해하고 용서하는 것이 종양과 화해하는 길이며 치유로 가는 길입니다.

장OO님이 조용하고 묵묵하게 걸어가시는 길을 바라보며 마음속으로 깊은 성원을 보내드립니다. 종양은 결코 적이 아닌 자신의 일부인 것입니다.

(7) 암환자의 행로

암환자가 자신의 암을 알게 되는 경로는 대수롭지 않은 증상인 줄 알았던 것이 정밀검사를 받아보라는 의사의 권유에 검사를 받아봤더니 '암입니다' 라고 하거나, 회사나 건강보험의 정기검진을 통해 이상 징후를 발견한 후에 역시 정밀검사를 통해 암인 것을 확인하는 것이 보통입니다.

그 뒤에는 처음 검진 받은 병원에서 치료방법을 정해 곧바로 수술과 항암치료에 들어가는 경우도 있고, 병원을 옮겨 다시 검사를 받은 후에 치료방법을 고민하는 경우도 있습니다. 그러나 초진이든 재진이든 암이라는 것이 확실해지면 99.99%가 병원의 의견에 따라 수술, 방사선치료, 항암제 치료 등을 받게 됩니다.

이때까지는 자기가 암이라는 사실에 좌절도 하고 분노도 하고 잠시 절망도 해보지만, 병원의 지시에 묵묵히 따르면 뭔가 좋은 일이 생길 것이라는 희망과 기대를 버리지 않습니다. 수술을 해야 된다고 하면 그래야 된다고 믿고 그대로 따르고, 방사선치료를 해야 된다고 하면 SF 영화에서 본 것 같은 거대한 기계에 압도되어 순순히 웃옷을 걸어 올립니다.

그리고 요즘은 항암제가 좋아져서 그전보다 부작용이 한결 덜하다는 말을 들은 것 같기도 한데, 웬걸 그것도 헛말인지 어느 날 머리가 한 움큼씩 쑥쑥 빠지고, 손발톱이 빠지고, 속이 울렁거리고 입안이 다 헤져서 뭘 먹는 것이 죽는 것보다 싫어지고, 발바닥의 핏줄이 다 터졌는지 발이 동상에 걸린 것처럼 벌겋게 퉁퉁 부어서 한 발짝을 제대로 걸을 수도 없는 지경에 와도 항암치료를 받게 되면 의례히 그러려니 하면서 견뎌냅니다.

그러다 어느 날부터 왠지 의사가 성의가 없어지는 것 같다는 느낌이 들기 시작합니다.

처음에는 CT, MRI, 초음파 등의 영상을 잔뜩 보여주면서 여기가 암이고 저기가 전이된 곳으로 의심되며, 항암치료를 했더니 이곳의 암이 조금 줄었고, 다음 항암치료 주기는 좀 길게 잡는 게 좋겠다는 등등 자세하고 친절하게 설명을 해주더니, 언젠가 부터는 병원에 가도 몇 마디 하지 않고 다음 치료 날짜만 정해서 돌려보내는가 하면, 그 날짜에 맞춰 갔더니 이유도 설명하지 않은 채 치료 날짜를 또 다시 연기해버리기도 합니다.

보통은 그래도 그러려니 하면서 집으로 돌아가는데 요즘은 환자들이 똑똑해져서 그 이유를 캐물으면, 다음에 검사를 한 번 더 받아보고 이 약으로 치료를 계속할지 다른 약으로 바꿔야할지를 판단하는 게 좋겠다는 등, 그동안 항암치료로 체력이 많이 떨어져서 체력이 회복되는 정도를 봐서 치료를 계속할지 여부를 봐야 되겠다는 등 어렵사리 얘기를 해줍니다.

이쯤에서 의사나 병원에 따라서, 혹은 환자의 태도에 따라서 병원에서 "더 이상 치료할 방법이 없다"는 통보를 받거나, 약을 바꿔보거나, 체력이 버티는 한까지 계속 항암치료를 지속시키거나 하는 등의 다양한 경우의 수가 발생하게 됩니다. 새로운 항암제의 임상실험의 대상이 되어볼 것을 권유받는 경우도 있습니다.

"치료 불가"의 결정을 받는 경우, 즉각 사태를 파악하고 대체할 수 있는 방법을 찾는 분도 있고, 이게 내 운명이려니 하면서 병원에서 처방해준 마약진통제만 손에 들고 집으로 돌아가는 분도 있습니다. 그러나 많은 경우가 병원을 옮겨 새로운 치료방법을 모색하려고 합니다. 그러면 신기하게도 새로 옮겨간 병원에서는 새로운 기술을 보유하고 있기나 한 것처럼 처음부터 항암치료를 다시 시작하기도 합니다. A병원에서 포기한 환자를 놓고 B병원에서 새로 치료를 시작하는 일도 있고, 거꾸로 B병원에서 포기한 환자가 A병원에 가도 같은 일이 생깁니다.

약을 바꿔보는 것. 아무리 병원을 맹신하는 환자라도 이것이 의미하는 바가 무엇인지 모두 압니다. 지금까지 사용한 항암제가 효과가 없었다는 것이지요.
효과가 있어봐야 사실상 암세포가 일시적으로 위축된 것에 불과한 것이지만, 그나마도 이루어지지 않았다는 얘기입니다. 그런데 얼토당토않게 약을 바꿔 보겠다는 것을 효과가 더 좋은 고급 치료제를 사용하는 것으로 합리화하여 이해해 버립니다.
이 단계가 되면 환자가 도저히 지쳐서 항암치료를 더 진행할 수 없는 지경에 이르게 됩니다.
그러나 다행인지 불행인지 워낙 체력이 튼튼해서 항암치료 부작용에도 불구하고 꿋꿋하게 버티고 있는 분에게는 임상실험의 제의가 기다리고 있습니다. 기존 항암제와의 차이와 특장점을 장황하게 설명들은 후, 거기다가 비용도 완전히 무료라는 말을 듣게 되면 거기에 솔깃하기 쉽습니다.

얼마 전만 해도 열이면 거의 여덟, 아홉은 그런 제의를 흔쾌히 받아들였지만, 요즘은 이것을 쉽게 받아들이는 환자가 크게 줄어들고 있다고 합니다. 항암치료의 부작용도 피할 수 없는 것이지만, 임상실험을 진행 중인 신약의 부작용은 피할 수도 없을 뿐더러 그 부작용의 정체가 뭔지도 알 수 없기 때문입니다.

그러나 항암치료를 다 받고도 이 병원 저 병원을 옮겨보고 더 쓸 항암제가 없어서 신약 임상실험 제의까지 받는 경우는 어쩌면 다행일지도 모릅니다.

많은 환자들이 6차까지 예정된 항암치료 스케줄을 다 소화하지 못하고 그 전에 이미 혈소판이 감소로 인한 자가출혈이 발생한다거나, 백혈구 감소로 패혈증이 발생한다거나 하는, 소생이 불가능한 상태로 급전직하하여 더 이상의 어떤 조치를 강구한다는 것이 무의미한 상황을 맞게 됩니다.

수술 또는 방사선치료 후 보완적인 항암치료. 이것이 현재로서는 제일 깨끗한 방법인 것으로 보입니다. 그러나 그런 방법의 혜택을 받을 수 있는 환자는 극히 일부입니다. 암 발생부위가 수술이 용이한 부위이거나, 극히 초기에 발견되어 전이의 가능성이 크지 않거나, 항암제의 효과가 잘 나타난 것으로 알려진 일부 암에 해당되는 얘기입니다. 그러나 그 혜택을 받은 극히 일부의 환자 중에도 3년 생존율, 5년 생존율의 통계에 포함되는 것은 그야말로 행운에 해당됩니다. 대부분은 재발을 맞게 됩니다. 1년 뒤, 2년 뒤 정도면 그래도 좋겠는데, "수술이 잘됐다"며 만세를 부르고 퇴원한 지 불과 한 달 만에 재발이 되는 경우도 있습니다. 그것도 처음보다 암이 훨씬 커진 채로 말입니다.

요즘은 항암치료의 보험수가가 그리 높지 않아서 대형 병원에서는 비보험 과목이 많은 검사에 치중하고, 정작 암 진단이 내려지면 병원 입장에서 고생은 고생대로 하고 수익은 그리 크지 않은 항암치료는 그리 선호하지 않는다고 합니다. 그래서 어지간하면 병원에서는 항암치료를 무리하게 진행하려고 하지 않고 좀 더 이른 단계에서 치료를 포기하고 보다 안락한 죽음을 준비하게 하려고 하는 경향이 늘어나고 있다고 합니다.

그런데 그렇게 되면 거꾸로 환자들이 "못 일어나도 좋으니 항암치료를 더해주시오", "어차피 죽을 몸, 방사선이나 원 없이 쬐어서 이놈의 암세포나 확실히 좀 죽여주시오" 라고 요구하는 일이 생깁니다.

환자가 구체적인 치료를 요구하면 병원에서 마다하고 싶어도 그럴 수가 없습니다. 그러나 더 이상 무슨 치료를 해도 아무 소용이 없다고 타이르면, 곧바로 다른 병원으로 가서 같은 요구를 하는 일도 있습니다.
이런 일이 반복되면 병원에서는 기초적인 검사도 거부하고 노골적으로 푸대접하기 시작합니다. "다시 오지 말라고, 와도 뾰족한 수가 없다고 도대체 몇 번이나 말씀드렸는데 다시 오시면 어떡합니까?"하는 소리까지 듣게 됩니다.
이때 쯤 되면 환자 본인은 거의 식사도 못하고 거동도 못하게 되어 있는 경우가 대부분입니다. 죽더라도 병원 침대에 누워서 죽고 싶다고 호소를 해도 그것조차 거부당합니다.

며칠 뒤가 될 수도 있고, 몇 달 뒤가 될 수도 있고 이 정도가 되면 죽음을 피할 수 있는 기적을 바라기는 어려워집니다. 그렇게 생을 마감하시는 분의 경우 암 진단 이후 눈을 감으실 때까지 그 분의 생활은 오로지 병원과 집을 오간 것 외에는 추억하고 남길만한 것이 아무 것도 없는 삶이 돼버리고 맙니다.

지금까지 말씀드린 것은 상당수의 암환자들이 암 진단 후 겪게 되는 경로를 개략적이나마 일반화한 것입니다. 각각의 대목에서 환자와 그 가족들은 보다 현명한 판단과 결정할 수 있는 기회를 맞게 됩니다.

위에서 말씀드린 경로 중 어느 단계 이후의 모든 단계는 병원치료가 거의 가망성이 없다는 것을 알아채야 할 단계입니다. 빠르면 빠를수록 더 현명합니다.

꼭 더 살겠다는 것이 아니라고 하더라도, 꼭 낫겠다는 것이 아니라고 하더라도, 더 이상 가망성을 찾을 수 없는 단계에서는 하루라도 빨리 떨쳐 나오는 것이 보다 바람직한 일입니다. 그러면 최소한 불필요한 항암치료가 낳게 되는 막대한 고통으로부터는 벗어날 수 있습니다.

위에서 말씀드린 각각의 과정에서 환자와 가족들은 차가버섯의 존재와 자연요법, 대체요법의 존재를 접하게 됩니다. 그것이 어떤 것이든 가망 없는 병원치료에서 벗어나 보다 가능성 있는 방안을 모색하고 선택할 수 있는 기회는 각 단계마다 찾아옵니다.

위의 각각의 단계는 또한 어떤 암환자분과 제가 만나게 되는 단계이기도 합니다.

회복할 시간이 충분한 단계일 수도 있고, 아무리 열심히 해도 되돌리기 어려운 단계일 수도 있습니다. 빨리 만나게 되면 될수록 그때 가질 수 있는 희망과 기대는 더 커지게 됩니다.

그러나 보통은 그러기가 쉽지 않습니다. 입장을 바꿔서 생각해봐도 그렇습니다.

암에 관한 한 누구나 초보자입니다.

미리 공부하고 준비하고 연습해놓고 암을 맞닥뜨리는 사람은 없습니다. 그 초보자들이 중요한 모든 사항을 모두 스스로 판단하고 결정해야 합니다.

이런 저런 얘기를 해주는 사람은 많지만, 그 중에 누구 말을 믿어야 할지 도통 판단할 수가 없습니다. 병원에서 정나미가 뚝 떨어지도록 박대하기 전까지는 그래도 병원에 매달리는 것이 일반적인 성정입니다.

그러나 이해할 수 있다고 해서 그것이 다 옳은 것은 아닙니다.

이해할 수는 있지만 결과적으로 옳은 판단을 할 기회를 거의 모두 흘려보내고 맙니다. 따라서 각각의 단계에서 냉철하고 현명한 판단을 내릴 수 있는 지혜가 필요합니다.

(8) 나는 살 수 있다

암을 치유하기 위한 방법을 간략하게 정리하자면 암을 발생시키는 데 관여했던 모든 요소들을 배제하고 최소화시킨 생활을 통해 정신과 인체의 모든 기능을 암이 생기기 이전의 상태로 회복하는 것입니다.

이를 위해서 차가버섯과 함께 운동, 식사, 관장, 온열요법 등 가능성이 입증된 자연요법 방법론들로 구성한 것이 차가버섯 자연요법입니다.

차가버섯은 신체의 전반적인 기능을 정상화함으로써 인체가 스스로 암을 이겨낼 수 있는 능력을 복원시키고 암이 발생하기 어려운 신체 환경을 조성합니다. 또한 암이 발생하고 성장하는 모든 과정과 요인들에 대해 구체적이고 직접적으로 작용하여 궁극적으로 암세포의 성장을 억제하고 사멸에 이르도록 합니다.

차가버섯 자연요법은 2000년을 전후하여 차가버섯이 우리나라에 도입된 뒤 차가버섯을 중심으로 완치 혹은 호전된 수백 명에 이르는 사례를 통해 그 분들이 건강을 되찾을 수 있게 했던 구체적인 방법론들을 확인하고 실제로 적용시켜온 경험을 바탕으로 이루어졌습니다.

차가버섯을 통해 암을 이겨낸 분들의 공통점은 차가버섯을 신뢰하고, 차가버섯을 포함하여 운동, 식사, 관장 등의 세부적인 방법론들을 적극적이며 지속적으로 실천했다는 것입니다.

그 분들은 지켜야 할 것은 정확하게 지키고 달성해야 할 목표를 이루어 나가면서 자발적인 의지와 긍정적인 사고를 잃지 않았습니다.

차가버섯 자연요법은 방법론에 있어서 크게 1) 차가버섯 복용, 2) 운동요법, 3) 해독요법(차가버섯 관장), 4) 온열요법, 5) 식사요법, 6) 녹즙 복용, 7) 명상요법 8) 암이나 개인의 특성에 따른 증세완화요법 등으로 구성되어 있습니다.

또한 실행 단계로 구분하면 1) 적응단계 2) 준비단계 3) 완치단계로 나누어집니다.

차가버섯 자연요법은 현장에서 실효성과 가능성이 입증된 암 치유요법입니다.

암 환우들은 모두 삶과 죽음의 기로에서 고통을 받고 있습니다. 차가버섯 자연요법은 살고자 하는 의지를 가지고, 그 의지를 실현하기 위해 노력하는 암환우 여러분께 삶의 방향을 제시해드리고 있습니다.

차가버섯 자연요법이 제시하는 방법론들을 제대로 실천할 수 있다면 여러분은 삶에 대한 의지와 희망을 분명히 실현시킬 수 있습니다.

## 제 2장 암치유 실전

암을 치유하기 위한 실전 프로그램입니다. 이미 검증된 방법들이고 이론적인 부분은 뒷장에 정리되어 있습니다.

암 치유 실전은 적응단계, 준비단계, 완치단계로 구성되어 있습니다. 이 3 단계는 반드시 거쳐 가야하는 과정입니다.

단계마다 필요한 시간과 노력의 정도는 환우분의 상태에 따라 다르지만 전체적인 시간은 비슷합니다.

100일 내에 완전한 호전이나 완치가 목표입니다.

암과 공존하면서 천수를 누리는 것이 더 효과적인 고령의 환우 분도 100일 정도에서 인체를 암과의 공존상태, 세력균형, 암세포 동면 상태에 들어가는 것이 좋습니다.

## (1) 적응 단계

### 1. 적응단계 개요

적응단계 처음 며칠은 푹 쉬면서 인체의 회복기전을 작동시키고 그다음 차가원의 기본프로그램을 실시하게 됩니다.

차가버섯 복용, 관장, 온열요법 등을 효율적으로 시행하려면 인체가 적응할 시간이 필요합니다. 적응기간 동안 이러한 노력들을 약한 강도로 시작해서 필요한 만큼 서서히 강도를 올리게 됩니다.

적응단계의 일정기간이 지나면 대부분의 통증이 완화되고 식사기능을 다소간 회복하게 됩니다.

통증이 어느 정도 완화되고 식사기능이 회복되면 더욱 적극적이고 강력하게 인체를 정화시키고, 혈액을 깨끗하고 건강하게 만들어 주고, 간 기능, 대장 내 환경, 인체의 전반적인 신신대사, 순환계 기능을 개선시키는 노력을 하게 됩니다.

적응단계에서의 운동은 산보 정도로 시작해서 서서히 강도를 올려 본격적인 운동 직전까지 시행하게 됩니다.

### 2. 통증완화

공기 좋고, 물 좋고, 약간의 희망적인 긴장, 차가버섯 복용, 간 기능 개선, 독성물질 제거, 깨끗한 식사 등으로 인체가 정화되면서 암세포의 성장속도가 잠시 둔화됩니다.

통증이 약해지면 혹시나 했던 희망이 조금 더 강해지고, 정신적 육체적으로 활력을 조금씩 회복하게 됩니다. 이때 적당히 노력하면 통증은 다시 강해질 것이지만 심기일전하고 노력에 박차를 가하면 식욕도 회복되고 통증은 계속 약화되면서 호전속도가 빨라집니다.
약해지거나 없어졌던 통증이 다시 생기지 않도록 적극적인 적응단계의 노력이 필요합니다.

## 3. 적응단계

적응 단계는 2주~1개월 정도 각 기관과 장기들이 서로 균형을 갖출 수 있도록 하고, 각각의 방법론들이 몸에서 제대로 작용할 수 있도록 신체를 적응시키는 단계입니다.
암 치유를 위한 차가버섯 자연요법에 대해 관심을 가지고 실행을 생각하고 계신 분은 대부분 암 진단을 받은 뒤 병원 치료를 최선을 다해서 받다가 결국 병원 치료로는 호전될 가능성이 없다는 판단이 내려진 분들입니다.
따라서 오랜 기간 정신적인 충격과 육체적인 고통으로 심신이 피폐하고 상태가 매우 위중한 경우가 많습니다.

적응 단계는 병원 치료를 받으면서 가져야 했던 긴장과 공포를 털어버리고, 장기간의 투병으로 인해 피폐해진 심신을 추스르는 것이 중요한 과제입니다.
인체는 장기와 각종 기능이 서로 조화된 상태에서 존재합니다. 어느 한 부분이 나빠지면 다른 어느 부분이 그 기능을 대신하면서 정상을 유지할 수 있지만, 그런 상태가 장기화되면 모든 장기와 기능이 연쇄적으로 악화됩니다. 암환자들은 정도의 차이가 있지만 신체의 이러한 조화와 균형이 심각하게 파괴되어 있는 상태에 있습니다.

또한 암환자의 몸은 독성물질로 가득 차 있다고 해도 과언이 아닙니다. 독성물질은 호흡과 섭취를 통해 외부에서 유입되기도 하고, 음식물을 소화시키고 이를 몸 전체로 순환시키는 소화 및 대사 과정에서 발생하기도 합니다. 이들 독성물질은 암 발생의 원인이 되고 암세포 성장의 영양분이 됩니다. 그리고 암세포는 스스로의 생존과 성장을 위해 각종 독성물질을 생산합니다.

독성물질은 1차적으로 간이 처리하여 소화기관을 통해 배출하기도 하고, 땀이나 소변과 같은 순환기 계통을 통해 배출하기도 합니다. 간에 이상이 생겨도 독성물질을 제대로 처리하지 못해 체내에 축적되지만, 소화기나 순환기에 이상이 있어도 독성물질이 제대로 처리되지 못합니다. 소화기관과 순환계 기관을 통해 배출되어야 할 독성물질이 제때에 처리되지 못하면 거꾸로 이들 독성물질이 간에 부담을 주어 간 기능을 악화시킵니다.

또한 신체가 미처 적응이 되지 않은 상태에서 운동 등을 갑자기 열심히 하게 되면 체내의 독소 순환이 일시적으로 촉진되어 독성 물질에 의한 마비 증상, 구토, 어지러움, 무기력 등의 증상이 나타날 수 있고, 심하면 간 혼수와 같은 극단적인 증상까지 올 수도 있습니다.

따라서 차가버섯 자연요법을 실천하는 초반에는 무엇보다 독소 배출에 주력하면서 신체의 컨디션을 전반적으로 서서히 향상시킬 수 있도록 해야 합니다.

## 4. 운동

적응단계에서의 목표는 본 운동에 앞선 준비 운동이나 워밍업과 같이 차가버섯 자연요법의 본격적인 실천에 앞서 신체 각 장기와 기능을 서서히 호전시키고 최소한의 기초 체력을 확보하는 것과, 체내의 독성물질을 최대한 신속하게 배출하는 것입니다.

운동은 우선 산책 수준에서 몸을 가볍게 푸는 것부터 시작합니다. 절대로 몸에 무리를 주어서는 안 됩니다. 주로 침대에 누워서 생활하면서 몸에 밴 습관들을 털어버리고 가능한 한 바깥에서 시간을 보내면서 몸을 계속 움직이는 습관을 익히도록 합니다.

산책의 수준이라도 운동 시간은 반드시 하루 2~3시간 이상을 유지하도록 합니다. 몇 걸음 걷고 쉬고, 다시 몇 걸음 걷고 쉬는 식으로 운동을 진행하더라도 가능한 실외에서 몸을 움직이면서 시간을 보낼 수 있도록 해야 합니다.

## 5. 차가버섯 복용

차가버섯 복용은 처음 10g 정도로 시작해서 묽은 변 현상과 같은 차가버섯의 적응반응과 환자의 체력에 맞추어 조금씩 늘여가도록 합니다.

체력이 떨어진 상태에서는 차가버섯을 많이 복용하고 싶어도 그렇게 하기 어렵습니다.

차가버섯과 물의 비율은 1:50~1:70을 기준으로 합니다. 즉 차가버섯 10g을 물 500~700ml에 녹여서 차가버섯 용액을 만듭니다.

차가원에서는 1:70을 기준으로 하여 차가버섯 10g을 복용할 경우 물 700ml에 타서 제공하고 있습니다.

암환자는 물을 많이 마시는 것이 중요하므로 1:70의 비율을 권장하지만 환우분의 상태나 취향에 맞추어 물의 양이 너무 많다 싶으면 물의 양을 줄이고 농도를 더 짙게 해서 드셔도 좋습니다.

차가버섯은 복용할 때마다 타서 드시는 것이 좋지만, 상황에 따라 아침에 하루 동안 드실 분량을 만들어서 하루 중에 조금씩 나누어 마셔도 됩니다.

아침, 점심, 저녁, 취침 전 등 하루 4회는 매일 시간을 맞추어 드시고, 그 사이 사이에 조금씩 나누어 드시는 것이 좋습니다.

차가버섯을 처음 드시면 거의 예외 없이 묽은 변 현상을 맞게 됩니다. 이는 차가버섯 성분이 인체에 적용되기 시작했다는 신호로서 보통 2~3일, 길게는 10일 안에 해소됩니다.

차가버섯의 적응현상으로서의 묽은 변 현상은 일반적인 설사와 달리 기력 저하를 동반하지 않습니다. 오히려 상쾌하고 시원한 느낌을 주는 것이 보통입니다. 따라서 묽은 변 현상이 오더라도 개의치 말고 차가버섯을 계속 드시는 것이 좋습니다.

그러나 묽은 변 현상 때문에 예민해지거나 불편함을 느끼는 경우는 하루에 드시는 양은 그대로 두고, 한 번에 드시는 양을 조금 줄이고 횟수를 늘려서 드시게 되면 묽은 변 현상이 멈춥니다.

즉 하루 700ml의 차가버섯 용액을 드실 때 한 번에 100ml씩 일곱 번에 나누어 드셨다면, 이것을 한 번에 50ml씩 열네 번으로 더 잘게 나누어 드시도록 하십시오.
그래도 묽은 변 현상이 멈추지 않고 계속 부담스러운 정도라면 하루에 드시는 전체 양을 조금씩 줄여서 드시면 됩니다.
어떤 경우라도 차가버섯 복용을 중단하지 말고 계속 드시는 것이 중요합니다.
차가버섯 용액을 만드는 물은 알칼리 이온수를 가장 권장하고, 생수를 이용해도 좋습니다.

## 6. 차가버섯 관장

적응단계에서 가장 중요한 것은 독성물질의 배출이며, 독성물질의 배출에 있어서 가장 시급하면서도 필수적인 것이 차가버섯 관장입니다. 차가버섯 자연요법을 구성하고 있는 차가버섯 복용, 운동 등의 요소들은 적응단계에서 조심스럽게 시작하다가 점차 정도를 높여가지만, 차가버섯 관장은 적응단계에서 특히 집중적으로 실시해야 합니다.
따뜻한 물 1,000cc에 차가버섯 분말 10g을 넣어 관장액을 만듭니다. 이 때 물의 온도는 40도 정도가 적당합니다. 관장액의 온도는 체온보다 2~3도 높은 것이 대장을 편안하게 합니다. 시작할 때 40도로 맞추면 관장이 진행되는 동안 체온과 적합한 온도로 조정됩니다.

만약 찬물로 관장액을 만들면 대장이 민감하게 반응하여 관장 후 무기력해지는 현상이 생기거나 가벼운 복통이 일어날 수 있습니다. 이는 대장에 차가운 물질이 유입되면 온도를 유지하기 위해 몸 전체의 체온을 빼앗아오는 작용을 통해 발생합니다.

관장기는 벽걸이형 관장기를 준비합니다. 일반인이 구입할 수 있는 관장기에는 벽걸이형 관장기 외에 펌프식 관장기, 그리고 주사기형 관장기가 있습니다. 다른 관장기는 차가버섯 관장의 용도에 맞지 않으므로 반드시 벽걸이형 관장기를 준비해야 합니다.

벽걸이형 관장기는 관장액통과 비닐 호스, 그리고 고무로 된 삽입관(공식 명칭은 카데터라고 합니다)으로 구성되어 있고 비닐 호스 중간쯤에 수압조절용 코크가 부착되어 있습니다.

수압조절 코크를 잠근 상태에서 준비한 관장액을 관장기의 관장액통에 넣고, 미리 정해놓은 자리에 관장액통 걸이에 겁니다. 관장액통은 호스와의 연결부분을 기준으로 바닥에서 60cm~1m 정도가 적당합니다.

삽입관 끝을 그릇이나 비커로 받쳐놓고 코크를 풀어 관장액을 조금 흘려 놓습니다. 호스와 삽입관의 공기를 제거하고 관장액으로 미리 채워놓는 과정입니다.

관장을 할 때의 자세는 새우 모양으로 옆으로 눕는 자세가 관장하기에 편합니다. 처음에는 왼쪽으로 누웠다가 관장액이 절반쯤 들어가면 수압조절 코크를 잠깐 잠그고 오른쪽으로 자세를 바꿉니다. 이것은 하행 결장이 왼쪽에 있기 때문에 처음에는 하행 결장에 관장액을 채운 다음 오른쪽으로 자세를 바꾸어 관장액이 횡행결장 쪽으로 흘러갈 수 있도록 하기 위해서입니다.

그러나 등에 통증이 있다거나 몸이 불편하여 도중에 자세를 바꾸기 어려운 경우에는 처음부터 오른쪽으로 누워서 시작해도 좋습니다. 오른쪽으로 눕기가 어려우면 왼쪽으로 누운 자세에서 관장을 마지막까지 시행하고, 옆으로 눕기 어려운 상황이면 바로 누운 자세에서도 관장을 할 수 있습니다.

자세를 잡은 다음 항문에 윤활 젤(Gel)이나 올리브유를 듬뿍 발라서 삽입관에 윤활 젤을 충분히 묻힌 상태에서 항문을 통과할 수 있도록 해주십시오. 어떤 측면에서는 이 부분이 가장 중요합니다.

항문과 직장은 피부 조직이 매우 연약하고 섬세해서 조금만 자극이 가도 상처가 생길 수 있습니다. 항문이 조금이라도 쓰라리거나 상처가 생긴 것 같으면 완전히 아물 때까지 관장을 중단해야 합니다. 항문에 상처가 생기지 않도록 항상 주의해야 합니다.

삽입관의 길이는 20cm쯤 됩니다. 가능하면 삽입관을 끝까지 밀어 넣어 주십시오. 삽입관이 다 들어가면 수압조절 코크를 조금씩 열면서 관장액이 들어가는 것을 살펴봅니다.

관장액이 들어가는 속도는 관장액 전체가 10분 내외에 들어갈 수 있도록 조절합니다. 관장액이 다 들어간 다음 10~20분 정도 기다린 다음 변을 보시면 됩니다.

관장액을 주입하는 도중 변의가 느껴지면 코크를 잠그고 삽입관을 빼준 후 변을 보시고 잠시 뒤에 다시 시작하시면 됩니다. 관장액이 모두 들어간 뒤 10~20분을 기다리기 전에 변의가 느껴지면 역시 무리해서 참으실 필요 없이 변을 보시면 됩니다.

관장을 처음 하실 때는 변의가 빨리 느껴지는 경우가 많습니다. 그러나 아주 특수한 경우가 아니라면 1~2회 정도 관장을 반복하면 정상적으로 관장을 할 수 있게 됩니다.

대장에 문제가 있을 경우 한 번에 1,000cc 주입이 힘든 경우도 있습니다. 할 수 있을 만큼만 하면서 서서히 늘리면 됩니다.

직장에 큰 암 덩어리가 존재할 경우 카테터 삽입이 어렵습니다. 이때는 주사기를 이용해서 직장 내에 차가버섯을 도포한다는 개념으로 물 200cc에 차가버섯 10g 정도로 주입을 시작하면 됩니다.

직장 내 상태가 암이 많이 진행 경우는 차가비섯 도포 시에 매우 강한 새로운 통증이 발생할 수 있습니다. 이때는 10분 정도 참았다가 주사기를 이용해서 미지근한 물로 씻어내면 됩니다.

직장 내 상태가 암이 많이 진행 경우는 그 자체로 직장 내의 통증이 상상하기 어려울 정도로 강합니다. 직장 도포를 시행하면 며칠 만에 농같은 상태의 액이 배출되고 통증이 완화되면서 암의 크기가 줄어듭니다.

직장 도포 시 처음 일주일에서 10일 정도 도포시의 통증을 잠깐씩 견디면 직장의 원 통증도 거의 사라지고 관장기의 카테타 삽입이 가능하게 됩니다.
적응단계에서 일반 관장은 하루 2회 이상, 도포의 개념은 기도나 식도는 계속적으로, 직장은 통증에 따라 1~여러 번 정도가 좋습니다.
임플란트 관장은 저녁에 일반 관장이 끝난 상태에서 밤새 배설하지 않고 참을 수 있는 분량만큼 삽입을 하고 그냥 주무시면 됩니다. 보통 100~200cc 정도입니다.

여성분의 경우는 질관장을 하는 것이 좋고 특히 자궁이나 난소에 관련된 경우는 필히 시행해야 합니다. 질관장을 하면 며칠 동안 대하(帶下)성 물질이 배설되고 그 다음 몸이 가볍고 편안해지는 것을 느낄 수 있습니다.
질관장을 하는 방법은 300cc의 미지근한 물에 5~10g 정도의 차가버섯을 풀어서 하루 2~3회 정도 하는 것이 좋습니다.
관장기는 일반관장기와 같은 모양의 것을 사용하고 카테타는 끝까지 밀어 넣어야 합니다. 관장기는 사용하고 있는 일반관장기와 병용하지 말고, 질관장 전용 관장기를 사용해야 합니다.
질관장에 걸리는 시간은 30초에서 1분 정도이고, 들어가면서 배출이 동시에 이루어집니다. 배출되고 남은 차가버섯은 자궁 내에 도포됩니다.

## 7. 식사관리
적응 단계에서의 식사관리는 해독과 소식의 습관화에 주안점을 두어야 합니다.

- 해독 기능이 있는 음식

이 기간 동안에는 유기농 자연식 중에서도 해독기능이 있는 음식을 주로 섭취해야 합니다.

대표적인 해독음식은 마늘, 된장, 생강, 녹두, 녹차, 미나리, 다시마 등입니다. 다시마와 함께 톳, 파래, 미역과 같은 해조류 음식도 해독 기능이 탁월합니다.

이들 식재료들은 유기농 자연식의 기본이 되는 재료들이기도 하지만, 적응 단계에서는 특히 이들 음식을 중점적으로 섭취해야 합니다.

- 입에서 충분히 씹어서 삼키기

적응 기간 동안에는 입에서 충분히 씹은 다음 삼키는 습관을 익혀야 합니다. 이것은 암 투병을 위해서도 매우 중요하지만 호전이나 완치의 목표를 달성한 뒤에도 계속 유지해야 할 식습관입니다.

50번이나 100번 숫자를 정해놓고 그 숫자만큼 씹는 것을 몇 번만 해보면 음식물이 입에서 어떤 상태로 변하는지 느낄 수 있습니다. 입안에서 음식을 이리저리 돌려가며 충분히 씹으면 어느 순간에 씹을 거리가 전혀 없는 죽 같은 상태에 이르게 됩니다.

그런 상태를 확인한 이후에는 굳이 씹는 숫자를 셀 필요 없이 음식이

입에서 죽처럼 바뀔 때까지 씹는 것으로 하시면 됩니다.

- 소식 습관

소식은 생존과 활동을 위한 영양분을 충분히 섭취하면서도 음식물의 소화 흡수에 지나치게 많은 에너지가 소모되지 않도록 하기 위해 몸에 익혀야 하는 습관입니다.

적응 기간 동안은 물론 그 이후에도 포만감이 느껴지기 직전에 식사를 멈추는 습관을 들이도록 합니다. 포식은 단순한 습관에 불과하며 건강에 크게 도움이 되지 않습니다.

- 식사를 잘 못하시는 경우

한편 차가버섯 자연요법을 시작하시는 분들은 식사를 제대로 할 수 없는 상태에 있을 가능성이 높습니다. 이 분들은 모든 수단을 동원해서 식사가 정상적으로 가능하도록 만들어야 합니다.

식사를 잘 못하시는 이유는 수술이나 항암치료의 후유증, 암으로 인한 이차증세로 구토증세가 있는 경우, 위암인 경우, 과도한 체력저하, 스트레스로 식욕이 없고 소화력이 약한 경우 등 많은 원인과 경우가 있습니다.

식사가 어려운 상태에서 죽이라도 먹기 시작하면 거의 대부분 상태가 호전되기 시작합니다. 그리고 필요한 만큼 먹기 시작하면 암 치유 프로그램을 실행할 수 있습니다.

식사를 잘하게 되면 통증이 사라지고, 기력이 살아납니다. 통증이 사라지고 기력이 회복되면 희망을 가지게 되고, 머지않아 그 희망이 현실이 됩니다.

식사가 어려운 경우는 아래에서 예시하는 것과 같이 환우분의 입에 맞는 유동식을 선택해서 조금씩이라도 드실 수 있게 합니다.

- 마, 검은콩, 연두부, 해조류, 과일, 채소, 스테비아 혼합 주스, 견과류,
- 42가지 야채 과일 약초·3년 발효액
- 양배추, 숙주나물, 감자주스
- 배, 무, 오이, 미나리 주스
- 여러 종류의 미음, 죽
- 마, 두유, 미숫가루
- 실크아미노산 제재
- 김치 유산균제재
- 매실원액
- 금앵자
- 알칼리 이온수

그리고 식사는 기력과 상호 연계되어 있습니다. 식사를 못하시는 상태에서는 기력이 떨어질 수밖에 없고, 기력이 떨어지면 역시 식사가 어려워집니다. 따라서 위에서 예시한 유동식으로 최소한의 영양분을

공급하면서 입맛을 돋우는 노력과 함께 조금이라도 움직이면서 기력을 회복할 수 있는 노력도 병행해야 합니다.
또한 스스로의 힘으로 회복하기 어려운 경우 인근의 병원에 하루 정도 입원해서 수액주사와 1,000~1,200cc 정도 수혈을 하게 되면 식욕을 살리는데 도움이 됩니다.

## 8. 온열요법
통증이 있는 경우는 적응 기간 동안 온열요법을 적극적으로 실시합니다.
비교적 가벼운 통증에는 TDP 온열기를 사용합니다. TDP 온열기는 약 20분 정도의 예열 시간이 필요합니다. TDP 온열기를 복부 혹은 통증 부위에서 30cm 거리에 두고 30분 정도 쬐어줍니다. TDP 온열기의 사용은 한 번에 30분, 하루 2회를 넘지 않도록 합니다.
통증이 심한 경우는 통증완화용 바이오 온열매트를 사용합니다.

## 9. 차가버섯캡사이신 마사지
차가버섯이 인체에 흡수되는 경로는 인체 전체에 영향을 끼치는 복용을 통한 소화기계 흡수, 대장에서 흡수되어 간 기능을 획기적으로 올려주는 관장, 마사지를 통한 피부흡수입니다. 어느 것 하나 중요하지 않은 것이 없습니다.
특히 피부로 흡수된 차가버섯 성분은 말초신경계, 림프계를 자극해서 암 치유에 필요한 뇌를 각성시키는 작용을 합니다.

녹즙기를 이용해서 만든 유기농 청양고추 즙 10~20cc에 차가버섯 추출분말 5~10g을 넣어서 마사지액을 준비하고 통증이나 암이 있는 부위를 집중적으로 마사지해주면 좋은 효과가 있습니다. 특히 뼈 전이에 의한 통증은 상당히 완화됩니다. 전신에 마사지 할 수 있으면 전신을 다하는 것이 좋고 마사지 하고 20~30 분 정도 후에 씻어내면 됩니다.

차가버섯캡사이신 마사지는 먼저 인체 일부분에 시행해보고 문제가 없으면 전신에 하는 것이 좋습니다.

차가버섯캡사이신 마사지는 장기간 시행해도 좋고, 보름에서 한 달 정도 시행하고 그 정도 쉬었다가 다시 시행해도 좋습니다. 뼈 전이에 의한 통증이 있을 경우는 통증이 사라질 때까지 계속해야 합니다.

**10. 복부 온도를 항상 높게 유지해야 합니다.**

(겨울이 암을 치유하기에 더 좋은 계절입니다.)

일반적으로 암 환우 분들에게 겨울은 시련의 계절입니다. 춥고 움츠려들고, 체온이 내려가서 인체의 자연치유력, 회복력을 되살리고 강화시키기가 어렵습니다. 하지만 스스로 암을 치유하기 위해 힘을 다해 노력하는 차가원에서는 겨울이 암을 치유하기에 더 좋은 계절입니다.

겨울에 걷기 시작할 때는 인체가, 여름에 비해, 비활성화되어 있습니다만 땀복을 입고 걸으면 체온이 쉽게 충분히 올라가서 10~20분 내로 활성화되기 시작합니다. 여름에는 느끼지 못하던, 인체에서 상쾌하게 열이 나는 것을, 그것도 아주 높은 온도의 열이, 경험할 수 있습니다.
어떤 식이든 걷고 움직이면 체온을 유지하기 위해 식사량도 자연히 늘어나게 되고 몸무게도 늘게 됩니다. 암 환우는 몸무게가 늘면 일단 좋은 신호입니다.
운동은 여름이나 겨울이나 비슷합니다. 겨울이 암 치유에 더 좋은 이유는 장(腸) 때문입니다.
인간의 면역력은 장에서 나온다는 [면역력 대장(大腸) 기원설]이 있습니다. 과학적으로도 어느 정도 신빙성이 있습니다.
 '우리 몸의 면역력에 직접적으로 관여하는 기관은 흉선과 골수, 그리고 장에서 생성되는 임파구인데 특히 장은 임파구를 만들어내는 거점 역할을 한다' 는 것이 일본의 면역학자 아보 도오루 박사의 주장입니다.
면역력에 관계하는 임파구 총수의 60% 가량이 장(腸)에 존재하고 있습니다.
인체가 온도에 반응하는 것은 상대적입니다. 여름에 피부가 느끼는 온도가 높을 때는 장의 온도를 40℃ 정도 유지해도 당연히 여기고 별 반응이 없습니다. 하지만 피부가 느끼는 온도가 아주 낮을 때 장의 온도를 40℃ 정도 혹은 그 이상 유지해주면 장의 활동력이 강해지면서 면역력이 놀라울 정도로 증가합니다.
피부에서 느끼는 온도가 뇌에 전달되면 뇌는 인체 전 기관에, 특히 장에, 그 온도에 적합한 상태를 유지하라는 명령을 내리게 됩니다.

낮은 온도에서는 활동을 최소화하라는 명령이 내려옵니다. 즉시 피부는 수축하고 인체 전체, 특히 장의 온도도 내려갑니다. 인체 전체를 골고루 보호하려는 조치지만 이런 상태는 암 치유에 많이 불리합니다.
그런데 뇌의 명령에 의해 장의 체온이 내려갔는데도, 다른 원인으로 장의 온도가 높게 유지되면 뇌가 헷갈립니다. 그런 상태에서 장의 온도가 내려가지 않고 계속 높게 유지되면 뇌는 즉시 활동최소화 명령을 취소하고 장에게 활성화 명령을 내리게 됩니다.
장의 온도가 높은 상태에서 활동력이 적으면 장내에서 부패가 빠르게 진행되기 때문입니다. 장의 활동이 활발해지면 싱싱한 임파구들이 왕성하게 만들어지고 이런 상태에서 임파구의 힘은 보통 때보다 상대적으로 수배에서 수십 배 강하게 됩니다. 인체 전체가, 암을 포함해서, 움츠려있는 상태이고 암도 저항력이 약해져 있기 때문입니다.
거의 모든 암 환우 분들이 계절과 상관없이 항상 아랫배가 찹니다. 오랜 경험 상 아랫배가 차면 면역력, 체력이 약해지고 온갖 질환이 생기기 시작하고 회복이 잘 되지 않습니다.
파스용 부직포를 이용해서 핫팩을 단전 부근 내복위에 붙여주면 환우 분들의 배를 하루 종일 뜨겁게 유지시켜줍니다. 간단한 방법이지만 면역력 증진 효과는 지대합니다.
장(腸)과 버금되게 면역력에 관여하는 부위가 발(足)입니다.
차가원에서는 모든 환우 분들에게 차가원에서 개발한 족열매트를 이용해서 주무시는 동안 '두한족열'을 유지하도록 하고 있습니다.
조금만 현명하면 암은 치유하기 쉬운 증상입니다.

## 11. 지방교체 요법

아무리 말라도 일정량의 지방은 몸에 축적되어 있습니다. 몸에 지방이 없으면 생존이 불가능합니다.

인체 전체는 생존을 위한 에너지 저장창고입니다. 인체가 필요하다고 느끼면 근육, 뼈에서도 필요한 성분을 가져갑니다.

유사시에 사용할 수 있는 중요한 에너지원이 인체에 쌓여있는 지방입니다.

그런데 이 지방에는 암이 발생할 수밖에 없었던 많은 원인 중에 상당한 부분이 들어 있습니다. 수십 년간 쌓여 온 독성물질이 지방을 형성하는 세포들의 대를 이어 보관되어 있습니다. 이 독성물질들이 들어있는 지방은 암환자가 먹는 게 부실하면 에너지원으로 동원되면서 조금씩 계속적으로 독성물질은 인체에 뱉어 냅니다.

뚱뚱한 암 환우 분도 있지만 대부분 상당히 마른 상태입니다. 마른 상태란 인체에 축적되어 있는 지방이 적다는 의미입니다. 대부분의 경우 축적되어 있던 지방을 거의 다 사용하고 마지막 조금 남아 있는 지방입니다. 이 마지막 지방에는 중금속을 포함해서 인체에 공급되면 위험한 독성물질이 높은 농도로 포함되어 있습니다.

세포든 지방이든 존재하는 모든 것은 때가되면 교체가 됩니다.

지방이 어느 정도 남아 있는 상태에서는 깨끗한 공기와 물, 깨끗한 음식을 먹고 힘을 다하는 운동을 하면서, 현재 인체에 쌓여있는 지방을 깨끗한 지방으로 서서히 바꿔주면 됩니다.

쌓여 있는 지방이 거의 없는 경우는 아무리 잘 먹어도 인체의 지방을 소비하면서 다시 비축하게 됩니다. 이때는 소식과 운동을 하면서 인체에 있는 지방을 빨리 다 소비해버리는 것이 좋습니다. 물론 새로운 지방이 축적되게 하는 것을 병행해야 하고, 해독요법을 집중적으로 시행해야 합니다.

특히 진행성 위암인 경우, 장기간의 소식과 유동식이 필수입니다. 인체의 지방을 끌어다 쓰게 됩니다. 이런 경우는 보름 정도 거의 준단식을 하면서 지방을 광대뼈가 확실히 보일 정도로 소비해버리는 것이 호전상태로의 진행에 효과적입니다.

현실적으로 표현하면 소식을 해야 하고, 최소한의 체력을 유지해야 하고, 운동을 열심히 해야 하고, 해독요법을 집중적으로 시행해야 합니다.

그런데 이런 여러 상황이 서로 모순됩니다.

소식하면 체력유지가 힘들고 많이 먹으면 인체에 마지막으로 쌓여있는 지방소진이 느리고, 또 그런 상황에서 힘을 다해 걸어야 합니다.

필요한 경우 이런 모순 상황을 보통 2주 정도 시행합니다. 이때는 현명하게 경계선을 따라 노력해야 합니다. 해독요법을 집중적으로 시행하면서 체력이 너무 떨어지면 먹는 것을 조금 늘리고, 그래도 힘이 없으면 걷는 거리를 조금 줄이고, 최소한의 체력이 회복되면 다시 먹는 것을 줄이면서 걷는 거리를 늘려야 합니다.

지방교체 요법은 주로 암의 성장속도가 매우 빠른 20~30대 환우 분 중에서 지방이 거의 없는 경우 시행합니다.

## (2) 준비 단계

적응 단계가 지나 어느 정도 기초 체력이 확보되었다고 판단되면 준비 단계로 넘어갑니다.
준비 단계는 완치와 호전을 위해 본격적인 노력을 시작하는 단계입니다. 또한 적극적인 노력으로 완치 단계로 넘어가기 위한 기반과 실마리를 확보하는 단계입니다. 보통 한두 달 정도의 시간이 필요합니다.

그러나 준비 단계에서 반드시 염두에 두어야 하는 것은 차가버섯, 운동, 자연식, 해독요법 등 암을 극복하기 위한 노력을 본격적으로 진행하는 동안에도 암세포는 여전히 자라고 있다는 사실입니다.
즉 준비 단계는 신체 기능과 체력이 정상화 되는 것과 암세포의 성장이 서로 속도 경쟁을 벌이는 단계입니다. 따라서 이 단계에서는 매우 세심하고 면밀한 계획 하에 투병을 위한 노력을 진행해야 합니다.
암세포의 성장 속도는 적응 단계에서 이미 상당 수준으로 둔화된 상태에서 준비 단계를 맞게 됩니다. 통증이 어느 정도 완화되고, 최소한 거동과 식사에 큰 문제가 없는 상태라면 준비 단계에서는 신체 상태와 체력이 눈에 띄게 호전됩니다.
호전이 되어가고 있는 것을 실감하게 되면 과욕이 앞설 수 있습니다. 준비 단계에서의 과욕은 무리를 낳고, 무리한 노력은 암세포가 다시 성장할 수 있는 빌미를 주게 됩니다.
또한 세심하게 주의해가면서 프로그램을 진행한다고 해도 암세포는 자신의 생존을 위해 새로운 활로를 찾게 되고 그 과정에서 암세포의 성장 속도가 다시 신체의 정상화 속도를 따라잡는 경우도 있습니다.
다른 한편으로는 적응 단계에서 신체 각 기관과 장기의 균형을 갖추게 되지만, 컨디션이 회복되고 운동량이 많아지면서 신체 각 기관과 장기의 호전 속도에 차이가 발생하게 됩니다.
일부 기관의 호전 속도를 다른 장기가 따라가지 못하는 상태가 오게 되고, 그렇게 되면 호전 속의 불균형이라는 상황이 초래됩니다.
이때 피로가 심해진다거나 혈압의 변동이 온다거나 기력이 갑자기 떨어진다거나 하는 증상이 생길 수 있습니다. 그럴 때는 다시 적응 단계로 돌아가는 수준으로 과감하게 휴식을 취하면서 신체 각 부분의 균형을 도모해야 합니다.

### 1. 차가버섯 복용

차가버섯의 복용량을 신체의 호전 정도에 맞추어 하루 20~30g으로 늘려 나갑니다.
차가버섯의 적응반응인 붉은 변 현상은 대부분 적응 단계에서 거쳐 가겠지만 복용량을 늘리면 다시 올 수도 있습니다. 이런 경우에도 차가버섯 복용 초기에 묽은 변 현상이 나타나는 것과 마찬가지로 차가버섯 복용을 계속하고, 필요한 경우에 1회 복용량을 줄이고 자주 나누어 먹거나, 하루 복용량을 조금씩 줄이면서 대처하도록 합니다.
일부의 경우에 간 부위, 명치 부근, 혹은 복부에서 묵직한 느낌이 들거나, 따끔따끔한 느낌, 혹은 불이 나는 것처럼 열이 발생하는 느낌이 드는 현상이 생기기도 합니다. 또는 피부에 가려움증이 생긴다거나, 졸음이 밀려오는 현상이 생기기도 합니다.

이런 현상은 위나 장의 이상이 아니라면 차가버섯의 성분들이 본격적으로 신체에 작용을 하고 있다는 신호로서 묽은 변 현상보다 더욱 강력한 적응 반응입니다.

차가버섯이 신체에서 효과를 발휘하게 되면 가장 먼저 간의 상태가 호전됩니다. 굳어있던 간이 부드러워지고 커져있던 간이 원래 크기로 돌아오게 됩니다. 이런 과정에서 간 부위, 명치 부위가 묵직해지거나 따끔거리거나 열이 나는 것 같은 느낌이 오게 됩니다.

또한 피부가 가려워지거나 졸음이 오는 현상도 간이 호전될 때 나타나는 대표적인 증상입니다.

묽은 변 현상이 차가버섯을 드시는 거의 모든 분들에게 생기는 것과는 달리, 간의 상태가 호전될 때 일어나는 현상은 일부에게만 나타납니다.

그러나 이런 현상이 나타나지 않는다고 해서 차가버섯의 효과가 적게 발휘되는 것은 아닙니다. 단지 속도의 차이가 있어서 간의 호전이 빠른 분은 이런 현상을 맞게 되고 간의 호전이 상대적으로 더딘 분들은 이런 현상을 맞지 않은 채 계속 호전된다는 차이입니다.

## 2. 운동

준비 단계에서 가장 세심하게 주의를 기울여 진행해야 하는 것이 운동입니다. 적응단계의 노력을 강화하면서 거꾸리 운동을 시작하고,

본격적인 운동을 시작하게 됩니다.

평소에 운동을 하지 못하던 분이 운동을 시작하면 아무리 조심해도 무리한 증상이 나타날 수 있습니다. 갑자기 기운이 빠진다거나, 근육이 뭉친다거나 하는 경우입니다. 당뇨가 있으신 분들은 저혈당이 오는 경우에 대비해야 하고, 혈압이 불안정한 분은 혈압이 갑자기 낮아지거나 높아지는 경우가 있으므로 늘 점검하면서 이에 대해서 대비해야 합니다.

운동 코스는 평탄한 길보다는 경사진 길이 좋지만, 급경사가 있는 운동로는 피해야 합니다. 급경사 길은 조금만 걸어도 발목, 무릎 등의 관절은 물론 몸 전체의 근육과 심폐기능에 충격을 주게 됩니다.

- 운동 거리

운동 거리는 조금씩 일정하게 늘려가다가 일정 기간이 지나면 다시 조금씩 줄였다가 다시 늘려나가는 것을 반복합니다.

처음에는 아주 편안한 마음으로 부담 없이 갈 수 있는 최대한의 거리까지 가봅니다. 힘든 것을 잘 견디는 분도 있고 그렇지 않은 분도 있겠지만, 어쨌든 각자의 체력과 성격에 따라 이 정도까지는 견딜 수 있겠다 싶은 거리까지 가보고 그것을 운동의 기준으로 삼습니다.

이 때 많은 거리를 가는 것에 욕심을 내지 말고 2~3시간에 걸쳐서 갈 수 있는 최대의 거리를 측정하는 마음으로 기준을 잡습니다.

그리고 그 다음 날부터 기준 거리에서 일정 거리씩 매일 늘려 나갑니다. 차가원에서의 기준은 최초의 기준 거리를 잡은 다음에 매일 100

미터씩 늘려나가는 것으로 잡고 있습니다. 환우분의 상태에 따라 50미터씩 늘리기도 하고, 150미터, 200미터씩 늘리기도 하지만, 일단 기준은 매일 100미터입니다.

그렇게 열흘 동안 늘려 간 다음 사흘은 100미터씩 줄여서 갑니다. 즉 기준 지점이 1km 지점이었다면 열흘 뒤에 2km 지점까지 도달한 뒤에 열하루 째는 1.9km, 열이틀 째는 1.8km, 열사흘 째는 1.7km를 운동합니다. 그리고 열나흘 째는 다시 1.8km로 늘려서 매일 100m씩 늘려 나갑니다.

### - 한 호흡 당 여덟 걸음

세포는 포도당, 탄수화물 등의 영양분을 산소와 연소(燃燒)시키는 대사작용으로 에너지를 생산합니다. 이것을 유산소 대사라고 합니다. 운동을 약하게 할 때는 이와 같은 유산소 대사를 하다가 운동 강도가 높아지면 필요한 에너지양에 비해 산소의 공급이 불충분해지는 선을 넘게 되고 그때부터는 포도당을 발효시켜 에너지를 생산합니다. 이것을 무산소 대사라고 하고 걷기 수준을 넘어서는 모든 운동은 필연적으로 무산소 대사가 이루어집니다.

무산소 대사는 암세포가 발생하는 환경과 유사하며, 젖산을 비롯한 피로물질이 분비되어 이를 적절하게 해소해주지 못할 경우 체내에서 독소로 작용하게 됩니다.

따라서 암환자가 운동을 할 때 무산소 대사의 수준을 넘어서면 암세포의 성장에 유리한 신체 조건이 형성되어 가급적 이런 상황을 피하는 것이 좋지만, 운동 강도를 높여나가기 위해서는 무산소 대사의 상태를 살짝 경험하고 이를 통해 발생하는 운동 피로 물질을 해소하는 과정을 반복해야 하므로 무산소 대사로 넘어가는 수준을 정확하게 파악하여 이 수준을 계속 높여가야 합니다.

이를 감안한 암환자의 적정 운동 수준은 한 호흡 당 여덟 걸음의 주기를 반복하는 것입니다. 즉 숨을 한 번 들이켜서 내뱉는 동안 여덟 걸음을 옮기는 정도의 운동 강도가 무산소 대사로 넘어가는 문턱의 기준이 됩니다. 네 걸음에 들숨을 들이쉬고 다시 네 걸음에 날숨을 내뱉는 것이 가장 정확하고 적절한 운동입니다.

한 호흡 당 옮기는 걸음 수가 줄어들면 그만큼 숨이 가빠지고 산소 요구량이 많아진다는 것을 의미하며, 무산소 대사의 문턱을 이미 넘어 있을 가능성이 높아집니다.

예를 들어 한 호흡 당 4보를 옮긴다고 하면 이것은 아주 빠른 달리기의 수준이거나 장거리 달리기의 막바지 구간의 수준입니다. 그 정도면 무산소 대사의 문턱을 엄청나게 넘어서는 수준이 됩니다.

- 호흡과 운동과 정신의 일치

한 호흡 당 여덟 걸음을 정확하게 지키면서 운동하는 것은 생각처럼 쉽지 않습니다. 처음에는 어렵지 않지만 조금만 걷다보면 숨이 가빠지기 시작해서 들숨의 속도가 빨라집니다. 들숨의 속도가 빨라지는 것이 느껴지면 걷는 속도를 조금 조정하거나 잠시 쉬면서 걸음과 호흡의 속도를 계속 맞춰나가는 것이 중요합니다.

그렇게 하자면 정신은 항상 내딛는 걸음과 호흡에 집중해야 합니다. 걸음과 호흡에 집중해서 걷다보면 걸음의 속도와 걷는 거리에 비해 호흡의 상태가 점차 안정되는 것을 확인할 수 있습니다. 조금 더 빨리 걷고, 조금 더 멀리 걸어도 호흡은 항상 편안한 상태가 유지됩니다. 운동을 하는 동안 편안한 호흡의 상태가 깨지지 않도록 호흡에 집중해야 합니다.

또한 걷는 동안 늘 깊은 호흡을 할 수 있도록 유념해야 합니다. 암환자는 습관적으로 얕은 호흡을 하기 때문에 가만히 앉아서 깊은 호흡을 하는 것도 처음에는 노력이 꽤 많이 필요한 부분입니다. 따라서 운동을 할 때는 깊은 호흡이 더욱 어려워집니다.
그러나 깊은 호흡을 끝까지 유지하는 것이 매우 중요합니다. 깊은 호흡을 하다보면 그 자체로 숨이 가빠오게 됩니다. 그럴 때는 잠시 숨을 고르고 다시 깊은 호흡을 할 수 있도록 해야 합니다.
이와 같이 길고 깊은 호흡을 의식하면서 한 호흡 당 여덟 걸음의 기준을 지키기 위해 정신을 집중하다보면 정신과 몸이 하나가 되어 한 걸음 한 걸음을 내딛는 상태가 되며, 자연스럽게 명상의 수준에 도달하게 됩니다.
명상의 요체는 일상적인 생각의 흐름을 끊어버리고 어떤 대상에 대해 정신을 집중하는 상태로 돌입하는 것입니다. 암 치료에 있어서 명상은 매우 중요한 역할을 하지만 굳이 우리가 "명상" 하면 떠올릴 수 있는 특정한 환경이나 자세, 그리고 방법에 의해서만 이루어지는 것은 아닙니다.

운동과 호흡과 정신이 일치되는 상태를 유지하는 것은 일반적인 명상보다 더욱 본질적인 명상의 단계에 이를 수 있습니다.

- 거꾸리 운동

암은 인체의 면역체계가 교란되어 제 기능을 발휘하지 못하는 병증입니다. 면역체계의 교란은 암의 원인이기도 하지만 암의 결과이기도 합니다. 역시 어느 쪽이 달걀이고 어느 쪽이 계란인지는 판단하기 어렵지만 면역체계의 교란은 결국 뇌기능의 이상을 의미합니다.

암세포를 암으로 인식하지 못하고, 공격해야 할 세포를 오히려 보호하려 하고, 그러느라 정상세포로 하여금 산소도 조금 받아들이고 영양분도 조금만 받아들일 수밖에 없는, 당치도 않은 고통분담을 강요하는 것 역시 뇌입니다.

암을 극복하기 위한 자연요법적인 노력의 궁극적인 목표는 이처럼 정상을 이탈한 뇌를 각성시키는 것입니다. 신체를 움직여 산소공급의 수요를 발생시키고, 호흡운동으로 산소유통과 혈액순환을 강제적으로 촉진시키며, 지압매트로 발바닥을 자극하는 등의 모든 행위는 결국 뇌에게 얼른 정신 차리라는 강력한 사인을 보내는 행동입니다.

차가버섯이 암환자에게 좋은 이유 중에 매우 중요한 것 하나가 뇌의 정상화를 유도한다는 것입니다. 차가버섯을 복용하면 뇌의 상태가 확연하게 호전되고 뇌의 기능이 빠른 속도로 정상화됩니다.

뇌를 각성시키고 뇌의 기능을 정상화시키기 위한 가장 직접적인 방법이 물구나무서기입니다.

중력의 힘을 빌려 인체 내의 혈액이 뇌 쪽으로 더 가게끔 강제적으로 밀어붙이는 방법입니다. 혈액이 뇌로 몰리면 혈액이 담고 있는 산소와 각종 영양분이 뇌에 집중적으로 공급됩니다. 또한 혈관의 팽창이라는 물리적인 변화도 뇌의 각성을 촉진합니다.

물구나무서기를 하면 뇌의 지시를 받는 신체도 정신이 번쩍 들지만 뇌 자신도 정신이 번쩍 듭니다. 그리고 순간적이지만 피가 온 몸을 힘차게 돌고 있는 것을 강렬하게 느낄 수 있습니다.

그러나 암환자에게 처음부터 180도 물구나무서기는 어려울 수도 있습니다. 암환자의 뇌에게 너무 많은 것을 갑자기 요구하는 것과 같습니다.

거꾸리 기구를 이용하여 처음에는 수평에서 20도 정도 기우려서 시작하고 인체 상태를 정확히 파악해서 문제가 없을 시 완전히 거꾸로 서는 자세를 유지하면 됩니다. 몸을 완전히 거꾸로 세우면 뇌의 활성화에 크게 도움이 됩니다. 몇 번 하다 보면 너무 시원하고 상쾌해서 자꾸 각도를 더 크게 기울이고 싶어집니다.

아무리 몸이 좋아지는 것 같아도 고혈압 등 신체 상태를 잘 살펴가면서 기우리는 각도를 높여야 합니다. 시간은 한 번에 30분을 목표로 하고 능력에 맞게 시작해서 서서히 늘리면 됩니다.

그리고 거꾸리 운동은 프로그램을 처음 실행하는 환자들의 경우는 금해야 합니다. 차가버섯 자연요법 프로그램으로 혈액이 깨끗하고 건강해진 다음 시행해야 합니다.

환자에 따라 다르겠지만 보통 운동과 호흡, 차가버섯 복용, 해독요법 등의 기본적인 프로그램을 2주 정도 수행한 후에 시작하는 것이 좋습니다.

거꾸리 운동은 실제로 차가원 생활을 통해 완치 혹은 호전의 성과를 얻으신 분들이 차가버섯 관장과 함께 가장 만족해하고 적극성을 띠는 운동 중의 하나입니다.

**-활성산소**

준비단계의 운동부터는 운동 중에 활성산소의 발생이 증가하기 시작합니다. 암 환우는 인체에서 발생하는 활성산소를 처리하는 능력이 거의 없습니다. 그리고 활성산소는 암 환우의 인체를 공격해서 그나마 남아있던 면역력마저 초토화시켜버립니다. 그 결과, 활성산소를 실시간으로 제거해주지 않는 상태에서, 운동량이 증가하면 일정기간 컨디션이 좋아지다가 갑자기 모든 상태가 급속도로 나빠집니다.

지금까지 발견된 자연물질 중에서 가장 탁월한 활성산소 제거하는 능력을 가지고 있는 것이 원래의 품질을 유지하고 있는, 효능이 좋은 차가버섯입니다.

운동 전후, 운동 중에 차가버섯을 계속적으로 복용해야 합니다. 운동 중에 차가버섯을 복용하느냐 하지 않느냐가 승패를 결정하는 중요한 요소입니다.

한 가지 더, 효능이 있는 좋은 품질의 차가버섯 선택도 중요한 사항입니다.

차가버섯은 생물학적 성질이 매우 까다롭습니다. 채취해서 건조가 늦어지거나, 조금만 잘못 보관하거나, 추출이나 추출분말 건조 시 시간이나 온도가 조금만 달라져도 전혀 다른 품질의 차가버섯추출분말이 되어 버립니다.
몸이 위중하신 분에게는 조금의 차이가 큰일을 하기도 합니다.

## (3) 완치 단계

완치단계는 적응, 준비 단계를 마치고 말 그대로 완치를 위한 노력을 하는 단계입니다.
조금 만 더 노력하면 암은 곧 사라집니다.
완치단계에서 강조되는 것은 강도 높은 걷기입니다.
걷는 방법을 정확히 지키면서 걷는 거리를 꾸준히 늘리고, 걷는 거리가 현재 체력의 극한 상태에 달하고도 견딜 수 있으면 됩니다. 일반적으로 한 번에 20km 이상 걸을 수 있으면 안심해도 됩니다. 차가버섯과 도시락을 가지고 걸어야 합니다.
구충제를 복용하고 완치단계에 들어가야 하고, 피로물질이 인체에 쌓이지 않도록 반신욕, 수면 시 두한족열 상태 유지, 자연산 비타민 C가 풍부한 금앵자와 유기농매실농축액을 충분히 복용하는 것이 좋습니다.
이 단계에서도 잘 먹는 것은 중요하지만 과식이나 포만감을 느낄 정도로 먹는 것은 안 됩니다. 곧 암이 사라질 것이고, 암이 사라진 후에도 평생 과식은 하지 않는 것이 좋습니다.
완치단계에서는 심리적인 여유를 가지고 즐겁게 노력할 수 있을 정도로 환우 분 스스로 인체가 좋아졌음을 느낄 수 있습니다. 거의 대부분 매일매일 인체가 더 건강해지고 암이 사라지는 것을 어렵지 않게 느낄 수 있습니다.
암이 사라지는 마지막 과정이 재미있습니다.
복강에 전이되어서 며칠 전까지 가벼운 촉진으로도 존재가 느껴지던 암 덩어리가 어느 날 느껴지지 않습니다. 혹시나 해서 배를 세게 눌러도 며칠 전까지도 느껴지던, 약간은 두려웠던, 어떤 불규칙한 덩어리의 존재감이 전혀 느껴지지 않습니다.
치유에 성공한다면 치유되는 과정이 거의 다 동일합니다.
당뇨나 고혈압 증세가 있다면 먼저 정상화되고, 오래 된 편두통이나 위궤양 증세가 있다면 그 다음으로 사라집니다. 그리고 난 후 전이된 암부터 사라지기 시작해서 마지막에 원발암이 사라집니다.
[단순 현명하고 조금은 무식한 머리]가 필요합니다. 암이 치유되는 과정이 처음부터 끝까지 상승곡선만 그리지는 않습니다. 의심이 가득하다면 불안하고 회의를 느낄 수밖에 없는 경우도 몇 번 발생합니다. 그날그날의 상황도 중요하지만 진행되는 전체적인 상태를 살펴볼 수 있어야 합니다.

### 1. 항암치료와 수술

간암 말기에 항암치료를 몇 번하다가 더 이상 견딜 수가 없어서 포기하고 차가원에 오셨습니다. 어떤 상태의 암이든 마찬가지지만, 특히 말기상태에서 항암치료를 한다는 것은, 현대의학은 존경하는 인간이기에 어쩔 수 없다 해도, 잘못입니다.
이 분은 항암제 부작용을 완화시키는데 한 달 이상의 시간이 필요합니다. 그냥 왔으면 완치를 바라볼 수 있는 단계에 가까이 있을 시간에, 다른 목적을 위한 더 많은 노력과 인내가 필요합니다.
항암제치료에 대해 암 치유 실전에서 언급하는 것은 선택에 그 만큼 신중해야하기 때문입니다.
대장을 전절제하고 인공항문을 달고 차가원에 오셨습니다.
직장암 말기, 대장, 간전이로 수술이 의미가 없어서 수술하지 않고 그냥 차가원에 오셨습니다.
갑상선암이 발견되어서 갑상선을 전 절제 하고 복용해야 하는 약을 한 아름 지니고 차가원에 오셨습니다.
대부분의 갑상선암은 수술을 몇 달 후에 해도 거의 차이가 없습니다. 몇 달 스스로 치유하기 위해 노력해보고 안 되면 수술하자고 차가원에 오셨습니다.
어느 분이 쉽게 치유할 수 있을지 생각해 보시기 바랍니다.
항암제치료, 수술은 모든 암에서 인체에 동일한 작용을 합니다. 암을 사라지게 하는데 절대적으로 필요한 인체의 자연회복력, 자연치유력을 초토화시켜버립니다.
눈을 조금만 돌리면 항암제치료, 수술이 얼마나 위험한 선택인지 알려주는 훌륭한 책들이 많이 있습니다.

## 제 3장 암이란

산소부족, 운동부족, 과도한 스트레스, 과도한 활성산소, 과도한 음식섭취, 불규칙하고 자연적인 흐름에 위배되는 생활습관, 방사선노출, 독성물질, 오염된 물, 공기, 강한 햇빛, 전자기파 등과 오랜 기간 같이 살면 암이 발생합니다. 물론 마지막까지 전혀 이상이 없거나 다른 질환이 발생할 수도 있습니다.

공기 좋고 물 좋은 곳에서 누가 봐도 건전한 생활을 했는데도 암이 생기는 경우도 드물지만 있습니다.

그래서 암이 발생하는 간접적인 원인은 통계와 관찰과 경험에 의해 짐작을 하지만 어떤 기전을 통해 암이 생기는지 정확하고 직접적인 원인은 알 수 없습니다.

문제는 이런 환경에서 자유로운 사람이 없다는 것입니다. 건강을 유지하기 위해 꾸준한 노력을 해도 암으로부터 완전히 자유로울 수는 없습니다.

[살다보면 암이 생길 수 있다]가 제일 편한 암 발생원인입니다. 재수가 없거나 삼재가 와서 암에 걸렸다고 생각해도 좋고, 조금 더 신빙성을 가지려면 [자신의 정신과 육체를 과도하게 혹시酷使해서 암이 생겼다고 생각해도 됩니다.

암이 발생하는 직접적인 원인은 생활환경이 아닙니다. 암이 발생하고 안 하고는 대부분 뇌가 결정합니다.

인체의 모든 상황을 파악해서 뇌가 필요하다고 느끼면 암이 생기고, 필요 없다고 결정하면 암은 생기지 않습니다. 이게 사실이라면 재미있지 않습니까? 암치유가 상당히 쉬울 수도 있습니다.

암이 생기면 재빨리 집중적이고 강력하게 자연으로 돌아가는 생활을 하면 뇌가 암의 존재에 대해 필요성을 느끼지 못하게 되고, 뇌는 암에게 사라지라는 명령을 내리고 그 결과 암은 며칠 만에도 사라집니다.

자연적인 방법으로 암을 치유하는 생물학적인 목적은 삶의 질을 훌륭하게 유지하면서, 지금 당장 죽지 않고 온 몸이 조화롭게 늙어서 자연사(自然死)하기 위함입니다.

암을 치유하는 현대의학의 목적을 사실 그대로 쓰면 너무 잔인한 표현이 됩니다. 인간은 살아있는 고기 덩어리가 아니고 그 자체로 하나의 우주입니다.

많은 생물체에 암이 존재합니다. 그리고 세상에 존재하는 모든 것에는, 음과 양, 양면성이 있습니다. 암은 개체 수 조절을 위한 자연의 강제인 동시에 다시 강하게 살아남을 수 있는 기회를 주는 자연의 선물입니다.

우리는 자연의 뜻 어디 쯤 살다가 암이 발생할 수 있습니다. 강제와 선물 중에 선택을 할 수 있는 경우도 있고 강제를 수긍해야 하는 경우도 있습니다.

자연의 강제에 수긍해야 하는 경우는 아름답게 삶을 마무리 지으면 됩니다. 선택이 가능한 경우는 다시 강하게 살아남는 것도 그 반대의 경우와 마찬가지로 좋은 선택입니다.

암에 관련된 글 몇 개를 순서 없이 정리해 봅니다.

가벼운 마음으로 읽어보기 바랍니다. 순화되지 못한 표현도 있습니다. 마음에 들지 아니하면 읽지 않고 다음 장으로 넘어가도 좋습니다.

## (1)암과 죽음

암과 죽음은 상당한 관련이 있다고 대부분 믿고 있습니다.

죽음에 이르기 까지 육체적, 정신적 고통이 따를 것이라는 것도 미리 알고 있습니다.

어떤 경우는 죽음보다 경제적인 문제가 우선하기도 합니다. 암환자가 남기고 가는 것은 고통 속에 피골이 상접해서 죽어가던 처참한 기억과 감당할 수 없는 빚더미인 경우도 있습니다.

물론 좋은 의사 만나고 재수가 좋아서 적당히 살아나는 경우도 많이 있지만, 지금의 암 치료 방법으로는 너무 많은 삶의 질을 포기해야 하고 치료 후유증이 평생 갑니다. 적당히는 살아나도 암 이전보다 더 건강하게 되기는 어렵습니다.

이게 대부분의 암환자와 예비 암환자와 그 가족들의 믿음이고 지식이고 현실입니다.

그리고 전혀 다른 현재 존재하고 있는 암에 대한 사실이 있습니다.

현대의학의 직접적인 도움을 받지 않고 스스로의 힘으로 암을 완치한 사람이 분명히 존재합니다. 그리고 이 분들은 암이 생기기 전보다 더 건강한 삶을 살고 있습니다.

현대의학의 모든 치료방법을 다 순례하고 더 이상 치료방법이 없다는 통보를 받고 그때 정신을 차리고 아니면 다른 방법이 없어서, 스스로의 힘으로 암을 치료하기 위해 노력을 했고 암을 완치한 사람도 분명히 존재합니다.

그리고 스스로의 힘으로 암을 완치한 분들의 수가 [누구라도 현명하게만 노력한다면 스스로의 힘으로 암을 어렵지 않게 완치할 수 있다]는 것을 충분히 증명할 만큼 많이 있습니다. 이런 분들이 먼 나라의 전설 속에 존재하는 상상의 사람들이 아니고 쉽게 만날 수 있는 우리 주위에 존재하는 실존인물들입니다.

전혀 다른 현실이 존재하고, 전혀 다른 선택을 하는 것은 그 사람이 살아 온 삶의 질에서 많은 영향을 받습니다.

살면서 타성에 젖지 않고 조금만 더 새로운 세상을 보려 했다면, 조금만 더 성실했다면, 조금만 더 용기를 냈다면, 조금만 더 쓸데없는 권위를 맹신하지 않고 나의 생각을 가지고 있었다면, 조금만 더 노력했다면, 조금만 더 진실을 보려했다면 삶이 많이 달라졌을 수도 있습니다.

대부분은 다른 사람들이 많이들 가는 길로 가야 죽어도 덜 걱정됩니다. 다른 사람들이 가지 않는 길을 가는 것은 죽음보다 더 어렵습니다.

소수의 암환자가 용기를 내서 스스로의 힘으로 어렵지 않게 암을 치료 합니다. 그리고 암 이전 보다 정신적 육체적으로 더 강한 건강함을 회복합니다. 이분들은 평소에도 보통 사람과는 조금 다르게 살았을 것으로 여겨집니다.

평생 그저 그렇게 산 사람들은 죽었다 깨어나도 스스로의 힘으로 암을 치료할 용기를 내지 못합니다. 암이 걸리면 병원에 가서 드러눕고 피동적인 걱정과 고통 속에서, 거쳐야 할 과정을 거치고 사라져야 그들은 안심이 됩니다.

평생 그저 그렇게 산사람들은 그렇다고 칩시다. 머리에 든 게 많다고 스스로 자부하는 사람들이 있습니다.

현대의학은 과학적인 근거로 암을 치료하는데, 스스로의 힘으로 암을 치료할 수 있다는, 그것도 어렵지 않게 치료할 수 있다는 과학적인 근거를 제시하라고 합니다.

자연을 과학으로 검증하려 합니다. 신을 능가하려는, 신을 인간의 잣대로 평가하려는 참 무서운 사람들입니다.

도대체 가벼운 면역계질환인 당뇨도 근본적인 치료를 못해서 증상완화 정도의 처치만 하는 현대의학이 아주 강한 면역계질환인 암을 치료한다는 과학적인 근거를 가지고 있다는 것이 어느 정도 사실이겠습니까?

무엇을 어떻게 해야 할지, 정확하고 자신이 있는 방법이 없으니까 치료하는 척 합니다. 제약회사에서 알려준 대로 시작하거나 그렇게 시작해서 문제가 발생하니 조금 변화를 주고, 아는 한도 내에서 열심히 치료하려 합니다.

병원에서 암을 치료한 사람들이 많이 있습니다.

조금만 자세히 살펴보십시오.

의사가 그 사람의 암을 치료했는지, 환우 스스로의 힘으로 암을 치료했는지. 병원에만 전적으로 의지한 사람이 암을 치료한 경우는 전 세계를 통 털어도 몇 명 되지 않을 것입니다. 병원에서 암을 치료한 사람들은 스스로도 목숨을 담보로 한 노력을 병행했습니다.

물론 자연사에 가까운 암으로 인한 죽음도 있습니다. 이런 경우는 삶의 질을 얼마만큼 유지하면서 마지막을 맞이하느냐가 중요합니다. 고통 없이, 편안하게, 맑은 정신으로 생을 정리하면서 마지막을 맞는 것은 삶 전체와 견줄 만큼 중요합니다.

그냥 공기 좋은데 가서 편안히 산보 정도만 해도 거의 천수를 누릴 수 있는데, 이런 분들도 바로 잘라낼 수 있는 장기는 다 잘라내고 자살행위에 준하는 항암치료를 받는 경우도 드물지만 있습니다.

암(癌)은 죽음을 연상시킬 수도 있고 새로운 건강을 가져올 수도 있습니다. 정확히 둘 다 사실입니다. 그리고 암환자는 둘 중 하나를 선택해야 합니다. 대부분 자동으로 죽음이 선택됩니다.

## (2) 암과 운명

인간이 발견하고 구축한 지식 중에 [절대불변의 진리]나 [오직 유일한 진리]는 없습니다.

[절대불변의 진리]는 존재하지 않는 것이고 [오직 유일한 진리]라는 것은 거의 대부분 어떤 불순한 목적이 있습니다.
[오직 유일한 진리]의 아류에 최첨단 의학 기술을 빙자해서 수많은 그들만의 치료법을 개발하고, 거의 절대적인 보호와 존경을 받으며 암을 치료하는 현대의학이 있습니다.
인간면역계통의 메커니즘은 아직 현대의학이 모릅니다. 그냥 짐작만 할 뿐입니다. 그래서 면역계통의 질환은 현대의학이 근원적인 치료를 하지 못합니다. 그냥 증상완화 처치 정도만 합니다.

암은 당뇨나 아토피 같이 면역계질환입니다. 그리고 면역메커니즘의 일부분에 생긴 문제로 발생하는 당뇨나 아토피와 달리 암(癌)은 정신과 생체를 포함하는 인체면역메커니즘의 총체적인 교란으로 인해 발생하는 질환입니다.
그런데도 현대의학이 행하는 치료만이 유일한 암치료방법이라 주장을 하고, 다른 치료 방법들은 모조리 거의 무조건 사이비로 몰아버리고, 대부분의 사람들은 그것이 진실이라 믿고 있습니다.
암환자가 되어서 병원에 가 보십시오. 자신에게 발생하는 대부분의 질환을 치료하는 세상에서 가장 훌륭한 의사는 환자 자신인데도, 환자에게 스스로 생각하고 판단할 여유를 거의 주지 않습니다.
검사 결과가 나오면 바로, 할 수 만 있다면 잘라낼 수 있는 장기는 다 잘라버립니다. 그리고 조금만 생각이 있다면 충분히 알 수 있는 [하면 안 되는 항암치료]를 거의 자동으로 시행합니다.

현대의학이 인류의 건강에 많은 기여를 했습니다. 충분히 존경받을 만합니다.
하지만 세계에서 피겨스케이팅을 제일 잘 한다고 해서 바둑도 당연히 제일 잘할 것이라 생각하는 사람은 별로 없습니다. 응급의학, 예방의학, 정형의학, 치의학, 안의학이 훌륭하다고 해서 면역계의학이 반드시 훌륭하다고 할 수는 없습니다.
가장 훌륭한 의사는 환자 자신이고, 인간의 삶을 실질적으로 도와주는 것은 스스로의 현명한 생각과 판단과 사실에 기초한 직간접적인 경험들입니다.
이 사실이 어느 정도라도 맞는다면 암은 스스로 치료해야 하는 질환이고 현대의학으로부터는 보조적인 도움만 받아야 합니다.

암의 발생은 운명의 전환점이 될 수 있습니다.

지금과 비슷하게 살 수도 있고 혹 현명한 선택을 하고 힘을 다하는 노력을 한다면 삶의 중심에 자신이 존재하게 되고 정신적 육체적 건강을 그리 어렵지 않게 회복할 수도 있습니다.
아주 소수의 사람이 스스로 현명한 선택을 합니다. 그러나 대부분의 많은 사람들은 그리하고 싶어도 용기를 내지 못합니다. 그래서 어쩔 수 없이 병원에 가서 드러눕습니다. 현실입니다.
인간의 인지(人知)를 초월한 힘을 운명(運命)이라고 하기도 하고, 운명은 스스로 개척한다고도 합니다.

암이 발생한 사실이나 치료방법의 선택은 절대적 개념의 운명과는 거의 상관이 없습니다. 스스로의 생각과 의지의 문제입니다.
의사가 훌륭해서 당신의 병을 고쳐주는 것이 아니라 당신의 생명력이 질기기 때문에 당신 병이 고쳐집니다.

### (3) 암과 인생

인간은 정신적, 생물학적으로, 영원한 존재는 고사하고, 잠깐 동안의 고정불변조차 불가능합니다. 시간, 정신상태, 스스로의 노력, 주위환경, 개체적인 특성, 좋아하고 싫어하는 것에 따라 어떻게든 지속적으로 변화 합니다.
그리고 언젠간 몸은 흙으로, 우주원소로 돌아가고 정신은 무(無)의 에너지로 사라지고, 혹 존재한다면 영혼도 있던 곳으로 돌아가서 그 곳의 율법에 따라 존재가 멸하기도 하고 이어지기도 할 것입니다.
인간의 몸과 정신은 수태 순간부터 형성되어 언젠가는 사라지는 일시적인 존재이고, 영혼은 신비의 영역에 속합니다.
세상이 왜 존재하는지 모릅니다만 영혼들의 속죄, 자력갱생(自力更生)을 위한 것으로 여겨집니다.
인간은 신을, 신비를 직접 느끼고, 생각하고, 이해할 능력이 없습니다. 인간이 노력여하에 따라 느끼도록 허락된 신은 자신들의 영혼 정도일 것입니다.
이해할 수 있는 능력 너머의 존재로서 신을 만들어 놓고, 그 테두리에 갇혀서 자유를 억압당하고, 영혼의 자력갱생의 기회를 잃어버리고 있을 수도 있습니다.

살면서 자신의 영혼과 대화하려 노력하면 사랑, 자비, 희생, 용서, 온유, 믿음, 절제, 자유, 용기, 희망은 저절로 얻어집니다. 모든 영혼은 아름답고 깨끗한 것을 추구할 것입니다.

조금 더 노력하면 깨달음도 얻을 수 있을지 모릅니다. 깨달음은 허무하게 사라지는 무(無)의 에너지가 아니고, 세상 끝날 까지 존재하는 유(有)의 에너지일 것입니다. 깨달음에는 좋고 나쁨이 없을 것입니다. 인간에게 존재에 대한 이해가 허락되지 않은 신의 이름으로 만들어지는 사랑, 자비, 희생, 용서, 온유, 믿음, 절제, 자유, 용기, 희망은 인간 정신의 욕심을 벗어나지 못합니다. 이런 것에 자신의 목숨을 바쳐도 신기루의 추구 정도입니다.

사람에게는 육상(六相)이 있습니다. 족상(足相), 수상(手相), 관상(觀相), 체상(體相), 심상(心相), 신상(神相)입니다. 족상은 수상에 포함되고 모든 상은 신상에 포함됩니다.

살면서 내가 가지고 있는 이런 것들을 잠깐씩이라도 관상(觀想)을 할 수 있으면 꽤 괜찮은 인생(人生)이 될 것입니다.

어쩌다가 지금 암에 걸렸습니다. 내 영혼은 나에게 신이고 그만한 능력이 있습니다. 우당탕탕, 허둥지둥 하지 말고, 다른 사람들의 부끄럽고 처절한 전철(前轍)을 따르지 말고, 마음을 비우고 욕심을 비우고, 공포를 비우고 당신의 영혼과 대화하려 힘을 다해 시도해 보십시오.

영혼의 첫 번째 응답은
"걱정하지 마시오. 암은 치유하기 쉽습니다." 일 것이고
두 번째 응답은
" 몸 안에 존재하는 자연치유력을 회복시키시오." 일 것이고
세 번째 응답은
"알아서 스스로 선택하시오." 입니다.

실지로 거의 대부분의 암환자들이 이런 영혼의 소리를 듣지만 마지막 선택을 어리석게 합니다.
 "암이 알려진 대로 그렇게 무서운 것이 아니고, 어쩌면 쉽게 나을 수도 있지 않을까?" "내 몸 안에 암을 물리칠 만한 힘이 존재할 수도 있는데" 정도는 희미하게 혹은 망상이라고 느끼면서 생각해봅니다.
그리고 선택은 거의 "머리 아프다. 병원 가서 드러눕자." 입니다.
인체의 자연치유력을 초토화시켜서 회복불능으로 만드는 것이 수술과 항암치료입니다. 항암치료로는 암을 없앨 수 없습니다.
누누이 말씀드리지만, 현대의학은 면역계질환의 낮은 단계인 당뇨나 아토피도 치료할 능력이 없습니다. 면역계질환의 비교적 높은 단계인 암을 현대의학이 치료하려 덤비는 것은 무모한 욕심이고, 먼지보다 하찮은 권위와 부(富)를 지키려는 어리석은 몸부림입니다.
현대의학은 직접 암을 치료하려 하지 말고, 암환자가 자연회복력, 자연치유력을 회복하도록 도와주는 치료를 해야 합니다.

인체에는 강력한 힘을 지닌 자연치유력이 존재합니다. 조건만 맞춰주면 상처를 아물게 하는 것도, 암을 물리치는 것도 인체 스스로 알아서 합니다.

지금 이 순간에도 많은 암환자들이 "머리 아프다. 병원 가서 드러눕자."를 선택합니다. 그리고 긴 고통의 여정을 거치고 사라질 것입니다.

아주 소수의 사람들만이 쉽게 건강을 회복하고, 영혼의 속죄, 자력갱생에 일조를 합니다.

### (4) 암성 통증(癌性痛症)

대부분의 사람은 암으로 짐작된다는 판정을 받으면, 현재의 능력으로 받을 수 있는 최고 급의 스트레스를 경험하게 됩니다. 나아가 확진 진단을 받으면 지금까지 실질적으로 경험한 적이 없는 전대미문의 스트레스를 받게 됩니다.

이 스트레스는 암으로 사망하기 까지 암보다 훨씬 큰 위력으로 인체를 갉아 먹습니다.

인체의 자연회복력을 완전히 무시하는 아주 잘못된 암 치료방법을, 암을 치료할 수 있는 유일무이한 대안이라 주장하는 현대의학이 암 치료를 독점하고 있습니다.

이런 스트레스는 현대의학을 무조건 신봉(信奉)하는 자아를 상실한 집단의 어쩔 수 없는 사회적 현상입니다.

살아보고 경험해봐서 잘들 알겠지만 작은 스트레스도 오래 지속되면 충분히 인간을 죽일 수 있습니다.

사실 현대의학의 암 치료라는 것은 암을 치료한다는 대의명분으로 처음부터 끝까지 암환자에게 고통과 스트레스를 너무 과하게 주고 있습니다.

완치확률은 대부분 숫자 장난일 경우가 많고, 아주 간혹 암에 걸린 의사나 의료종사자가 현대의학적인 개념의 치료를 거부하기도 하지만, 현대의학으로 암을 완치한 사람들이 무지하게 많이 있다고 합니다. 물론 많이 있습니다.

이 중에는 스스로의 노력 없이 현대의학에만 전적으로 의지한 사람은 거의 없을 것입니다. 이 중에는 최소한의 장기로 생존을 실험하는 사람들도 있을 것입니다.

우리가 살고 있는 세상에는 정의나 진실이 강물처럼 흐르지 않습니다. 강물처럼 흐르면 이승으로서의 효력이 끝나고 더 이상의 존재가치를 느끼지 못하는 신(神)에 의해 폐기 처분될 수도 있습니다.

[ 암이 확실합니다. 지금부터 당신 인체가 가지고 있는 자연회복력을 강화시키는 노력을 하십시오. 생활방식도 바꾸고, 깨끗한 음식과 좋은 자연약재를 먹으면서 현명하게 열심히 노력하면 암도 사라지고 한 10년은 젊어질 수 있습니다. 현대의학은 당신의 노력을 보조하는 역할을 충실히 수행하겠습니다. ]

잘 알고 있습니다. 지금 현실에서 이런 일은 없다는 것을. 희망은 희망이고 현실은 현실입니다.

병원에 전적으로 매달리든, 병원의 도움을 받으며 스스로의 노력으로 암을 치료하려하든 암성통증(癌性痛症)에 대해서 정확히 알고 있으면 다소간 도움이 됩니다.

암성통증에는 두 가지가 있습니다. 하나는 물리적인 통증이고 다른 하나는 정신적인 고통입니다.

물리적인 통증의 원인은 종양이 침해수용체(nociceptor)를 직접 자극하거나, 신경다발을 침범하거나, 방사선치료나 항암화학요법의 부작용에 의한 신경병증 통증이 주요원인입니다. 그 외에 전신쇠약 등 암과 직접적인 관련이 없는 경우도 있습니다.

쉽게 설명하면 통증은 종양이 뼈, 신경, 기타 장기를 누르기 때문에 발생합니다.

침해수용체라는 것은 통증을 중추에 전달하는 인체에 퍼져있는 최말단 통증감각기관입니다.

극심한 통증은 지금 당장 죽음의 공포보다 더 고통스럽습니다. 통증으로 인해 드물지만 자살까지 생각하는 경우도 있을 정도로 실제 환자가 느끼는 통증의 정도는 강합니다.

정신적인 고통의 원인은 죽음 대한 스트레스와 암 치료 방법과 의료진에 대한 불만, 막연한 불안, 분노, 경제적인 문제, 사회적인 고립감, 기타 등이 있습니다.

암성통증을 완화시키지 않으면 어떤 노력도 할 수 없습니다.

통증으로 인해 인체의 신진대사 기능이 급속히 저하되고 면역력이 생존임계치 밑으로 내려가고 암세포는 더욱 빠르게 성장합니다. 극심한 통증은 신경계를 파괴하고 심장 등 장기부전을 유발하며 폐색전증, 폐렴의 원인이 되기도 합니다.

가능한 모든 방법을 동원해서 통증을 완화시켜야 합니다. 통증을 완화시켜야 최소한의 인간적인 품위를, 삶의 질을 유지할 수 있습니다.

물리적인 통증을 완화시키는 방법은 약물과 보조요법들이 있습니다. 약물은 비마약성, 마약성, 항우울제, 항불안제, 부신피질호르몬, 항경련제 등 보조제가 있습니다. 대부분의 통증은 약물로 완화시킬 수 있습니다. 약물에 의한 부작용은 어느 정도 존재하지만 조금만 조심하면 충분한 양을 사용해도 됩니다. 약물의 구체적인 종류나 사용방법은 다들 잘 알고 있어서 여기서는 생략하겠습니다.

약물로도 완화시키기 어려운 경우는 방사능 치료, 신경 차단, 교감신경절 차단 등의 방법을 사용하기도 합니다.

통증완화 보조요법으로는 이완요법, 바이오피드백, 운동요법, 온열치료, 전기적 신경자극치료 등이 있습니다.

바이오피드백은 심박수, 근육긴장, 호흡, 발한, 피부온도, 혈압과 심지어 뇌파와 같은 자동신체기능을 스스로 조절하도록 가르치는 훈련법을 말합니다. 온열치료에는 TDP나 적외선치료기, 바이오 매트, 쑥뜸의 열을 암부위에 직접 쏘이는 편작온구기 정도가 있습니다.

통증이 일시적으로만 완화되면 환자는 다가올 통증의 공포에 견디지 못합니다. 통증은 지속적으로, 가능하다면 완전히 없애는 것이 중요합니다.

통증을 완화시키는 방법들을 간단히 열거 했습니다. 이런 방법은 우선 당장 통증을 완화시키는데 는 큰 도움을 주지만 근원적인 치료방법이 아닙니다.

이런 방법만 사용하면 암세포는 더욱 맹렬히 성장할 것이고 대부분의 경우 통증의 강도는 계속 증가할 것입니다. 아주 드물게 종양 주변의 신경이 거의 다 파괴되면 통증이 줄어드는 경우도 있지만 기대하지 않는 것이 좋습니다.

암세포의 성장속도가 조금만 줄어들면 암성통증은 자연히 사라집니다. 스스로의 노력으로, 암을 완치시키는 데는 어느 정도의 시간과 힘을 다하는 현명한 노력이 필요하지만 암의 성장속도를 느리게 하는 것은 비교적 쉽고 시간도 그리 많이 필요하지 않습니다.

암의 성장속도를 종양주변의 신경이 적응할 수 있을 정도로 낮추면 통증은 모르고 지낼 수 있습니다. 약물의 도움 없이 통증이 사라지면 암치유에 희망을 가지게 되고 조금이라도 믿음을 가지고 완치를 위한 노력을 할 수도 있습니다.

상당한 호전이나 완치를 목표로 한다면 통증조절에 방사선 조사, 수술 같은 방법에 신중해야 합니다. 이런 방법의 통증 조절은 치료를 위한 것이 아니고 사망하기 전까지 환자를 편하게 해주는 것이 주목적입니다.

물론 지금 당장 통증을 완화시키기 위해서는 약물의 도움이 필요하지만 빠른 시간 내에 약물의 도움 없이 통증을 완화시킬 수 있도록 노력해야 하며, 어느 정도의 체력과 의지만 있다면 이런 노력은 그리 어렵지 않습니다.

암을 치료하기 위해서는 병원체에 저항력이 강해지고 체력이 좋아지는 정도의 일반적인 면역력 강화도 필요하지만, 이런 종류의 면역력 강화는 인체가 암에 견디는 시간을, 생존기간을 어느 정도 늘리는 효과밖에 없습니다.

근본적인 치료를 하려면 암세포의 존재를 인정하면서 동시에 인체의 면역력을 총괄하는 뇌에 건전한 자극을 계속 가해, 뇌를 암세포 인정 이전의 단계로 정상화시키면서 면역력을 강화해야 합니다.

통증완화를 위해 약물을 계속 복용하면 뇌가 약물에 중독되어 뇌의 기능을 회복시키기 어렵고, 암세포가 성장함에 따라 통증은 더 강해지고 약물 사용양도 늘어나는 악순환이 진행됩니다.

거의 모든 말기 암환자에게서 발생하는 인체생리학적인 특징 중 하나가 [뇌의 생체 전기적 신호가 상당히 교란되어 있다.]는 것입니다.

암환자에게서 통증이 발생하는 주원인은 암세포의 성장속도가 인체의 적응능력보다 빠르기 때문입니다. 암세포의 성장속도를 인체가 적응할 수 있을 정도로 낮추면 통증은 사라집니다.

통증이 사라졌다고 해서 암세포가 사라졌거나 성장을 정지한 것은 아닙니다. 암세포가 성장을 계속하고 있지만 그 속도가 통증을 유발할 때보다 느려서 주변 신경조직군이 암세포의 압박에 적응을 하기 때문입니다.

다음에 설명할 통증완화를 위한 노력을 환자가 한다면 대부분 환자의 통증은 1~2 주면 사라집니다. 하지만 통증완화정도의 노력만 계속하면 언젠가 통증은 다시 발생합니다.

암세포가 일정수준 이상으로 커지면 통증세포의 적응이라는 개념이 존재하지 않습니다. 그리고 이미 성장에 방해를 경험해본 암세포는 그런 경험에 대비를 합니다. 이런 경우는 암세포의 성장속도를 늦추기 힘듭니다.

통증이 사라질 쯤 이면 체력도 어느 정도 회복됩니다. 이때부터는 힘을 다하는 완치를 위한 노력을 현명하게 해야 합니다.

고령인 경우는 대부분 암의 성장속도가 느리고, 한번 암세포의 성장속도가 느려지면 그 정도의 노력만 가지고도 통증 없이 몇 년이고 그 상태가 유지되는 경우가 많고, 어떤 경우는 암세포는 존재하지만 암에 의한 증상을 느끼지 못하는 상태로 10년 이상 비교적 건강하게 생존하면서 거의 천수를 누리기도 합니다.

통증은 주로 암세포의 자극에서 발생하지만 수술이나 항암치료의 부작용, 암세포에 의해 만들어지는 독성물질이 원인이 되기도 합니다. 대부분 몇 가지 원인이 동시에 작용해서 통증이 발생합니다.

통증이 사라지게 하는 노력은 그리 어렵지 않습니다. 이미 생존임계치 밑에 존재하는 환자가 아니라면, 1~2주 정도 노력으로 통증은 사라집니다. 1~2 주라는 시간은 평균치입니다.

공기와 물이 깨끗하고 건강한 곳에서 노력하면 열흘 이전에 통증이 사라지기도 하고, 공기가 좋지 않은 곳에서 설탕물과 고기비계를 먹으면서 노력하면 통증이 사라지지 않을 수도 있습니다.

**하루에 두 번 이상 차가버섯 관장을 하고,**
**충분한 양의 좋은 차가버섯추출분말을 복용하고,**
**힘을 다해 걸으면 대부분의 통증은 어렵지 않게 사라집니다.**

물론 통증과 체력저하로 인해 처음부터 충분한 양의 운동을 하기는 어렵습니다.
상황에 맞게 열심히 걸으면 됩니다. 좋은 물, 깨끗한 재료로 만든 음식을 먹어야 하고, 암환자가 먹으면 안 되는 음식은 먹지 않아야 합니다.
TDP나 원적외선, 바이어 매트 사용 같은 온열요법도 통증을 줄이는데 도움이 됩니다.
복수증세가 있는 경우, 통증이 사라지면서 복수 차는 속도가 느려집니다. 하지만 복수는 암세포가 성장을 정지하거나 조금이라도 줄어들지 않으면 계속 만들어집니다.
차가버섯추출물과 스스로의 노력으로 통증을 완화시키는 노력을 시작할 때는 약물복용도 병행해야 합니다.
패치를 3개 붙이고 있으면 삼일 뒤에는 두 개로 줄이고 다시 한 개로, 얼마 후에는 패치가 필요 없을 정도로 통증이 완화됩니다. 약을 복용하는 경우나 복용과 패치를 같이 하는 경우도 이에 준해서 줄이면 됩니다.

모든 환자가 항상 같은 속도로 통증이 줄어들지는 않습니다. 그리고 통증이 같은 비례로 줄어들지 않는 경우도 있습니다. 통증이 사라졌다가 며칠 후 다시 나타나기도 하고, 완화되다가 조금 강해지기도 합니다. 이런 경우는 진통제를 다시 늘렸다가 줄이면 됩니다.

크게 보면 대부분 환자의 경우 비슷하게 진행됩니다. 하지만 장기의 많은 부분을 잘라버렸거나, 영구인공장기를 장착하고 있는 환자도 있습니다. 이런 경우는 노력에 제한을 받게 됩니다. 문제해결을 위한 현명한 생각과 판단이 필요합니다.
심한 변비 증세를 겪고 있는 경우는 통증이 훨씬 강할 뿐 아니라, 통증완화를 위한 노력을 하기 어렵습니다.
한 일주일 정도 변을 보지 못하면 먹기도 힘들고, 움직이기도 힘들고, 배는 점점 더 빵빵해오고, 어쩌면 복수증세보다 더 힘들 수도 있습니다.
암 말기에 복수와 동시에 심한 변비증세가 있으면 더 이상의 노력을 포기하고 마지막을 준비하기도 합니다.
이런 경우 병원에 가도 시원한 해결책이 없습니다.
항암치료의 부작용이나, 인체대사능력 저하로 발생한 변비의 경우는 어떻게든 해결할 수 있지만, 장폐색이 원인인 경우는 즉시 통하게 하지 않으면 곧 응급사태가 발생합니다.
일반적인 변비는 차가버섯추출분말을 정확한 방법으로 충분히 복용하고, 하루 두 번 이상 바른 방법으로 관장을 하면 며칠 만에 많은 양의 변을 보게 되고 더 이상 변비 증세가 나타나지 않습니다.
상당한 수준의 변비도 위의 노력을 계속하면 조금씩 개선되다가 어느 날 많은 변을 보게 됩니다.
차가버섯추출물과 스스로의 노력으로 암을 완치하기 위해서는 현명한 생각과 용기와 의지기 필요합니다.
그리고 의지가 있다면 대부분 실질적인 노력을 할 수 있습니다. 이런 경우는 암이 그리 무서운 존재가 아닙니다.
의사에게 모든 것을 다 맡기고 침대에 누워서 머릿속에는 걱정과 불평만이 가득한 사람에게 암은 무서운 존재입니다.
세상에서 가장 훌륭한 의사는 환자 자신입니다.

## (5) 인체 내에는 암을 control하는 기관이 있다.

[암은 정신병 2형이다]에 이은 [인체 내에는 암을 control 하는 강력한 기관이 있다.]입니다.
간단히 요점만 정리하겠습니다. 그냥 재미로 읽어보기 바랍니다.

태초에 하나의 배아줄기세포가 만들어지면 분열을 거듭하면서 인간의 형상을 갖추기 시작한다.
배아줄기 세포가 인간화되어가는 것은, 어떤 프로그램이 배아줄기세포 내에 존재하는 것이 아니고, 배아줄기세포를 기르는 모체 안에 배아줄기세포를 control 하는 기관이 있다.

배아줄기세포를 시험관 안에서 배양하면 특정한 형태를 갖추지 못하고 그냥 무한 성장한다. 미래에는 동물의 배아줄기세포에 이런 방식을 적용하여 목장이 아닌 공장에서 고기를 생산할 수도 있다.
암세포도 암세포 자체에 성장 사멸 프로그램을 가지고 있는 것이 아니고, 인체 내에 암을 관리하는 기관이 존재한다.
암세포의 일생을 살펴보면 지능을 가진 존재같이 관찰 되고, 인체 상황을 실시간으로 파악하고 있는 것 같이 느껴진다.
성장 환경이 나쁘면 크기를 줄여서 조용히 숨어 지내면서 재기를 준비하고 틈만 생기면 다시 강력하게 활동을 개시하고, 생존 확률을 높이기 위해 전이를 시킨다.
전이에는 두 종류가 있다. 물리적으로 암세포를 옮겨서 전이를 시키는 경우와 성체줄기세포를 주관하는 기관으로 부터 받은 명령을, 생체전기적신호를 전이시키는 것이다. 생체전기적신호를 전이시키는 경우는 현재의 의학기술로는 전이 여부를 알 수가 없고, 이렇게 해서 발생한 전이 암은 그 장기에서 처음 발생한 암의 성질도 가지고 있지 않고 원발암의 특성도 없어서 어디로부터 전이가 되었는지도 알 수가 없다.
배아줄기세포는 모체로부터 어떤 명령을 받아 세포분열을 거듭해서 특정세포들이 된다. 간을 구성하는 세포가 되거나 혈관을 구성하는 세포가 된다. 다르게 발전된 특정 세포들은 특정 장소에서만 생존이 가능하다. 간세포를 위에다가 옮겨 놓으면 정착하지 못하고 사멸해 버린다. 살아가면서 필요한 인체의 재생을 위해 배아줄기세포는 스스로의 역할이 끝나면 성체줄기세포로 바뀌어서 작은 양이 평생 동안 인체에 존재한다. 성체줄기세포를 통제하는 기관도 인체 내에 존재한다.
성체줄기세포는 주변 조직의 특성에 자신을 맞추어 분화하는 조직 특이적 분화능력이 있다. 신체조직에 어떤 손상이 발생하면 성체줄기세포를 통제하는 기관의 명령에 따라 다른 장기에 있던 성체줄기세포도 몰려와서 손상된 조직으로 변하는 분화의 유연성이 있으며, 주입된 부위에서 자가 재생산을 할 수 있다.
더우면 부채질을 하는 것은 의식의 통제에 의한 행동이지만, 더우면 땀이 나는 것은 의식으로 통제할 수가 없다.
인체는 의식을 통하지 않고 바로 인체를 관리하는 기관이 있다. 암세포도 이런 종류의 기관에서 통제를 한다.
땀이 나는 현상을 의식적으로 관리할 수는 없지만 온도를 내려서 땀을 관리하는 기관으로 하여금 더 이상 땀을 배출할 필요가 없다고 판단하게 할 수는 있다.
암세포를 의식적으로 관리 할 수는 없지만 암세포를 관리하는 기관으로 하여금 암세포가 더 이상 필요 없다는 판단이 서게 하면, 땀이 멈추듯이, 암세포는 며칠 만에도 사라진다. 말기 암도 마찬가지다. 너무 빨리 사라지게하면 천공[穿孔] 같은 부작용이 생긴다. 부작용이 없을 정도로 서서히 사라지게 해야 한다.
꽃잎이 한 장 떨어져도 이유가 있고 원인이 있다. 암세포는 어떤 장기에도 생착할 수 있는 성체줄기세포가 원래의 목적과는 다른 명령을 받고 생겨난다. 성체줄기세포를 관리하는 기관이나 성체줄기세포의 존재 목적은 [ 생존을 위한 인체의 재생 ]이다.

암세포는 인체의 재생이 아닌 인체의 생존만을 위한 명령에 의해 만들어 진다. 암이 발생한 인체는, 직접적으로 의식하지는 못해도, 어떤 원인으로 성체줄기세포를 관장하는 기관이 강력한 생존위협을 느꼈기 때문이다. 인체의 어떤 부분이나 장기를 재생해야 하는 필요성을 감지한 것이 아니고 죽게 생겼다는 사실을 감지하고, 오직 생존만을 위한 명령을 성체줄기세포에 내린 결과이다.

생존을 위해 무엇이든 실행하라는 명령을 받은 성체줄기세포는 자신이 존재하던 장기에서부터 분화[分化]과정을 거치지 않고 그 상태 그대로 분열을 거듭하면서 성장한다.

이때부터는 [성체줄기세포]라 부르지 않고 [암세포]라 한다.

특정 장기에 존재하던 성체줄기세포는 존재하던 특정 장기의 성질을 어느 정도 가지고 있다. 특정 장기의 특성을 어느 정도 가지고 있다는 말은 그 장기에 다소간 동화[同化]되어 있다는 것이다. 그 동화 정도에 따라, 완전한 적응을 위한 세밀 분화과정은 거치지 않았지만, 암세포는 이미 어느 정도 분화가 되어 있기도 하고 전혀 분화가 되지 않은 상태일 수도 있다.

분화가 많이 될수록 특정 장기의 성질을 더 많이 가지고 있고 그 만큼 암세포로서의 기능이 떨어진다. 성장속도가 느리고 전이도 잘 되지 않는 특성이 있다.

분화가 되지 않을수록 성장속도가 빠르고 전이를 잘 시킨다. 분화가 되지 않을수록 생물학적으로 그 만큼 자유롭기 때문이다.
이 명령은 성체줄기세포를 관리하는 기관이 더 이상 생존에 위협이 없다는 판단을 해서 스스로 제거 명령을 내리지 않는 이상, 계속적으로 성체줄기세포에게 전달되고, 이미 암세포로 바뀐 성체줄기세포는 암세포 자체에 생존프로그램이 있는 것처럼 인체를 암세포 성장에 적합하도록 만들어 가면서 성장을 하고, 항암치료로 인해 환경이 잠시 나빠지면 성장을 중지하고 그 독성물질에 견딜 수 있도록 유연성을 발휘하여 세포조직자체를 변경시킨다.
암치유는 먼저 생체줄기세포를 관장하는 기관으로 하여금 암세포가 필요 없다고 느끼게 해서 암세포를 사라지게 하고 그 다음 인체를 자연적인 건강상태로 회복시켜야 한다.
말기 암 상태에서는 암세포에 의한 이차적인 증상들이 발생한다. 사망의 직접적인 원인은 이 이차적인 증상 때문이다.
사망하는 순간까지 암세포는 맹렬하게 성장하지만 대부분은 암세포가 직접적인 사망원인은 아니다. 암세포나 암세포를 관리하는 기관의 목적은 생존이고, 사망에 이르게 하는 이차적인 증상에 대해서는 관심도 없고 본능적인 책임감도 없다.
어떻게 암세포를 관리하는 기관이 인체에 암세포가 더 이상 필요 없다는 판단을 하게 하는가.
암세포가 더 이상 필요 없다는 판단을 하면 며칠 만에도 암세포들이 사라지는가.
현대의학으로 도저히 대책이 없는, 온 몸에 전이 된 말기 암도 어렵지 않게 완치시킬 수 있는가.

이 글들을 읽어보고 스스로 판단하기 바랍니다.
인체가 생존 임계치내에만 있다면 치유할 수 있습니다. 암으로 인한 이차증세나 항암치료로 먹지도 못하고 일어서지도 못하고 배설도 힘이 드는 상태가 아니라면, 아주 심각한 간부전이나 전체적인 장기부전 상태가 아니라면 말입니다.

## (6) 암과 정신질환

공상의학소설을 보는 기분으로 가볍게 읽기 바랍니다. 내용을 이해하는 데 큰 어려움은 없을 것입니다.
그리고 도저히 희망이 없는 말기 암이거나, 암을 어렵지 않게 완치시키고 싶거나, 혹 미래에 일어날지도 모르는 암에 대해 불안이 있다면 내용을 기억했다가 실전에 한 번 적용해보기 바랍니다. 밑져봤자 본전이고, 어차피 의학은, 치료의 성공여부는 로또같은 확률의 문제입니다. 혹시 압니까? 믿고 했더니 한 달 만에 말기 암이 사라질지.

아주 간단히 요점만 쓰겠습니다.
정신질환에는 두 종류가 있습니다. 뇌의 지시, 전달, 판단 체계가 보편타당하게 진행되지 못해서 그 결과가 의식의 흐름에 장애로 나타나는 정신질환(정신분열에서 집중력 부족까지)과 뇌의 잘못된, 어쩔 수 없는 판단과 명령으로 인해 그 결과가 육체적으로 나타나는 정신질환입니다.

정신질환 1형, 2형으로 부르기도 하고, 두 번째 경우를 따로 정신육체병(psychosoma disease)이라 부르기도 합니다.

정신질환 1형은 치료방법이 상당히 발전되어 있다고 합니다. 의식의 흐름부터 무의식까지, 가정이 증명되고 다시 그 증명 위에서 새로운 가설이 나오고, 가히 놀라운 발전이 있었다고 합니다.

뇌의 어떤 부분에 문제가 있을 경우 특정한 증상이 일어나고 약(藥)으로 그 부분을 약화시키면 증상이 호전되고 완치도 가능하다고 합니다. 사실이 아닐 수도 있습니다. 실적이 있다면 오랜 세월 임상을 거치면서 많은 사례가 채집되었고, 일반인들의 호기심을 일으키기 충분한 철학적인 의학용어들이 많이 만들어지고, 사람들이 어떤 상황에 반응하는 심리상태 -의식의 흐름- 정도가 정리되어 있을 뿐입니다.

현대정신의학은 정신질환 1형을 치료하는 방법을 모를 수도 있습니다. 현대정신의학은 육체적인 정신만 있고 영적인 정신은 존재하지 않습니다. 그냥 약으로 서서히 사람의 정신을 약화시킬 뿐입니다. 아니면 남의 고충을 참을성을 가지고 열심히 들어주고 환자의 마음을 조금 가볍게 해주는 정도입니다. 그러면서도 진단분석을 하고 환자나 가족에게 설명해 줄때는 다 치료될 것 같습니다.

정신질환 2형(정신육체병psychosoma disease)은 세상에 처음 나온 따끈따끈한 가설입니다.

정신질환 2형이란 뇌의 시스템에 문제가 생겨서 그 결과가 의식의 왜곡된 흐름으로 나타나는 것이 아니고 인체의 면역체계, 내분비계, 신경계, 순환계에 장애가 발생하는 것입니다.
당뇨부터 루프스(전신홍반성루프스 systemic lupus erythematosus) 까지 수많은 만성질환을 만들어내는 자가면역질환이 대표적인 2형 정신질환입니다.
암(癌)은 2형 질환 중에서 인체가 마지막으로 보이는 반응입니다. 1형의 정신분열과 강도가 비슷합니다. 2형에서 뇌의 시스템에 문제가 생기면 주로 자해성(自害性) 명령이 뇌로부터 인체에 내려갑니다. 면역계를 주관하는 세포들이 정상적인 기관을 공격합니다. 외부에서 들어오는 불순세력에 대한 공격력이 약해지고 심지어는 암세포도 공격하지 않습니다.
그런데 그 공격이 인체의 모든 부위에 무삭위로 되는 것이 아니고 일정한 규칙을 가지고 있습니다. 그 규칙은 뇌 시스템의 교란 정도나 교란부위에 따라 공격을 받는 부위가 다릅니다. 어떤 경우는 머리에 둥글게 원형의 작은 탈모를 발생시키기도 합니다.

이 정도로 하고, 정신질환 2형은 어떻게 해야 치료할 수 있는가 하는 것입니다. 여기서 중요시 하는 것은 암의 치료입니다.
정신질환 2형의 가장 심각한 인체의 반응인 암의 치료는, 암 자체에 대한 치료와 정신적인 치료와 인체를 깨끗한 자연 상태로 바꾸는 3가지가 동시에 시행되어야 합니다.

암 자체에 대한 치료는 [임 치유 실전]을 참고하고 간단히 설명하면 인체에 산소를 많이 공급해야 합니다. 허파호흡과 세포호흡을 활성화시키고 강하게 작동되게 해야 합니다. 기가 죽어있는 인체의 일반 세포들의 생리활성도를 암세포 수준으로 끌어올려야 합니다. 해독도 중요합니다.
인체를 깨끗한 자연 상태로 바꾸는 것은 깨끗한 공기 물 음식이 중요하고, 깨끗한 자연적인 환경이 필요합니다.

문제는 정신적인 치료입니다.
갑자기 도(道)를 닦으라고 해서 닦을 사람도 없고 능력도 없습니다. 당장에 써먹을 수 있고 현실적인 놀라운 효과가 즉시 나타나는 치료방법이 필요합니다. 이런 방법이 있겠습니까?
논란의 요지가 많지만 있습니다. 인체에 계속적으로 한계에 달하는 건전한 고통을 주는 것입니다.
독성물질 중에서도 극약으로 분류되는 그 독한 항암제를 몸 안에 쏟아 부우면서도 스스로에게 미안하기는커녕 흐뭇하게 누워있는 맛이 간 분들보다야 훨씬 훌륭하지만 그래도 인체에 고통을 주라고 무식하게 몽둥이로 때려서 치료할 수는 없지 않습니까? 고급스럽고 남들이 봐도 훌륭한 그런 방법을 써야 암을 완치해도 면이 서지 않겠습니까? 정신적인 치료는 뇌가 정상적으로 작동하게 만들어서 면역력이 정신차리게 하는 것입니다. 아니면 뇌가 정신을 차리게 해서 면역력이 정상적으로 작동하게 하는 것입니다.

**인체에 건전한 고통을 주는 몇 가지 방법이 있습니다.**
뇌에 산소를 강제적으로 충분히 공급해야 합니다.
'물구나무서기' 가 평생 살아 온 중력에 의한 순환을 무시하고 강제적으로 뇌에 산소를 공급합니다. 문제는 피가 놀라울 정도로 깨끗해야 하고 핏속에 산소가 충분히 녹아 있어야 합니다. 물구나무서기도 재미있는 단계를 넘어가면 인체에 건전한 고통이 옵니다.

운동입니다.
과격하거나 순간적인 힘이 필요한 운동이 아니고 꾸준히 적당한 부하가 걸리는 운동이여야 합니다. 등산이 좋고 걷기가 좋습니다. 힘이 없으면 벽을 잡고 방안을 걷고 힘이 있으면 등산을 하십시오. 등산을 하든지 벽을 잡고 걷든지 다리가 후들거려서 도저히 더 갈수 없는 상태에서 몇 걸음이라도, 이빨을 깨물고 눈물 콧물이 날 때까지, 더 걸으십시오.
그냥 생각 없이 능력을 넘는 운동을 하면 더 빨리 죽습니다. 운동 양이 능력을 넘으면 인체에 활성산소가 급속히 증가하고 이 활성산소가 뇌와 온 인체를 초토화시킵니다.
운동 전후 중간에 필히 차가버섯을 충분히 복용하십시오. 차가버섯을 복용하지 않을 것이면 운동을 하지 마십시오. 그래야 며칠이라도 더 삽니다.
두 손을 깍지 끼고 끝까지 밀어 넣고 스트레칭 자세를 취하면서 엄지손가락과 손 전체의 힘으로 두 손을 아주 강하게 잠깐 눌러 주십시오.

절대로 부러지지 않습니다. 대신 순간적으로 강한 통증이 발생합니다. 그리고 통증은 순식간에 사라집니다.
차가버섯과 이러한 노력이 망가진 신경전달 체계를 복원시켜 줍니다. 신경전달 체계가 정상적으로 복원 돼야 아픈 만큼 살아납니다.
큰 건전한 고통을 주는 것이 또 있습니다.
미운 사람을 미워하지 않고, 오욕칠정(五欲七情)에서 벗어나는 것입니다.
이러한 치료법은 아주 오래 전부터 존재해왔고 뇌를 정상적으로 회복시키는데 탁월한 효과가 있습니다.
언젠가 '육체적인 노동이 운동이냐 아니냐?' 에 대해 논란이 된 적이 있습니다. 말들이 많았는데 결론은 '즐거운 마음으로 육체적인 노동을 하면 운동이고, 먹고 살려고 아니면 억지로 해야만 해서 하는 것은 운동이 아니다.' 였습니다.
운동도 운동이 되기도 하고 스트레스가 되기도 합니다. 내가 믿고 즐거이 행해야 합니다. 믿지도 않으면서 그렇다고 하니까 억지로는 하지 마십시오.
암은 인체의 거의 마지막 반응입니다.
내가 하는 노력이 바로 암을 치료하는데 간다고 생각하지 마십시오. 인체의 대부분을 바로 잡고 그다음 암세포에 갑니다.

## 제 4장 암과 차가버섯

자연요법은 맑은 공기와 맑은 물, 좋은 음식과 부지런한 운동 등, 인간에게 주어진 내외부의 원초적인 자연의 힘으로 신체의 모든 기능을 정상화시키고, 그를 통해 암을 비롯한 모든 질병을 인체 스스로의 힘으로 제어하고 퇴치할 수 있게 하는 모든 방법론의 통칭입니다.

특히 여러 질병 중에서 인간의 생명과 안락한 삶을 가장 극적으로 위협하고 있는 암은 부수적으로 항암치료의 치명적인 부작용까지 이끌고 와 인간에게 참을 수 없는 고통을 안겨주고 있습니다.
암은 병원체가 특정한 부위에 작용하여 발생하는 국소적인 질병이 아닙니다. 외부적으로는 환경과 섭생, 생활습관 등의 다양한 요소가 작용하고, 내부적으로는 면역체계와 생리체계, 혈액과 각종 장기의 기능 저하와 같은 복합적인 요인들이 총체적으로 작용하여 발생하는 질병입니다.
따라서 특정 부위의 암세포를 물리적이거나 화학적인 방법으로 공격하는 것이 아닌, 암을 발생시키고 성장시키는 모든 요소들을 암 발생 이전의 상태로 복원하는 것이 암을 극복할 수 있는 원론적인 접근이며, 이를 통해 인체 스스로 암을 제어하고 소멸시킬 수 있도록 하는 것이 자연요법의 요체입니다.
차가버섯 자연요법은 인체의 모든 기능을 정상화시키는 데 탁월한 효능을 가진 차가버섯을 중심으로 인체 스스로 암을 제어할 수 있는 능력을 복원할 수 있게 하는 방법론들을 연결하여 조직화한 것입니다.

차가버섯의 생리활성물질 복합체는 질병으로 억제된 환자의 효소계 활동을 상당 정도 복구하여 환자의 신진대사 과정을 정상화하여 준다.
그럼으로써 인체의 전반적인 반응성은 물론 중추신경계의 활동까지도 향상시켜주는 독특한 생물학적 능력을 가지고 있음이 분명하다.

위 글은 소련 의학아카데미의 코마로프 연구팀이 암치료제로서의 차가버섯을 만 12년간 체계적이고 광범위하게 연구한 결과를 집대성한 "차가버섯, 그리고 4기암 치료제로서의 차가버섯의 사용"이라는 논문집의 서문에 나오는 글입니다.
차가버섯이 인체의 전반적인 기능을 총체적으로 향상시킴으로써 자연요법의 목표에 매우 충실한 물질이라는 점을 잘 얘기해주고 있습니다.
이 연구에는 소련 의학아카데미와 레닌그라드 제1의과대학 등 각 기관의 생물화학, 화학기술자, 미생물학자, 약학자, 생리학자, 임상의, 외과의, 종양학자, 병리학자 등이 총동원 되었습니다.
이들의 연구결과 중 특기할 만한 몇 가지를 모아보면 다음과 같습니다.
- 차가는 뇌피질 신경의 기능을 향상시키며, 차가의 영향으로 뇌 조직의 신진대사 과정이 강화된다.

- 차가는 환자의 인체기관의 효소계의 활동을 자극하는데 이것은 물질대사 교환을 정상화하는 데 영향을 주며 신경계 기능에도 자연히 영향을 미친다.
- 차가는 중추신경계, 즉 그 가장 높은 조정 기관인 대뇌 반구 표피에 직접 영향을 준다. 신경계의 기능적 상태 변화는 이전에 파괴된 일련의 생리적 기능을 정상화시키는 방향으로 나아가며 물질 교환 과정에 영향을 미친다.
- 차가버섯치료를 받은 많은 환자들의 종양은 육안으로 특징을 구분할 수 있게 되었다. 즉, 종양 조직이 단단해지고 각질화되었다.
- 인체기관이 유기적으로 통합되어 있는 조건에서 차가를 적정량 복용함으로써 심장의 자율신경의 자극전달(vegetative innervation)의 활력도를 높이고 그와 더불어 심장 근육의 초기 자극에 대한 민감도를 증가시켰다. 심장의 활동은 차가를 복용하자 강화되었다.
- 차가버섯약제는 환자들의 체내에 자극 작용을 하는 높은 생리 활성물질을 함유하고 있는데, 이 물질은 저항성을 강화시키고 반응성을 고양하며 파괴된 생리 기능을 일부 또는 완전히 재생시킨다.
- 차가는 또한 암 환자들에게서 급격히 저하된 혈액의 카탈라아제와 프로티아제 활성을 정상치까지 복구시키며, 간의 아르기나아제도 상승시킨다.

위의 내용을 한 문장으로 얘기하면 아래와 같습니다.
역시 같은 논문집에 나오는 글입니다.

차가의 생리활성물질 복합체는 질병으로 억제된 환자의 효소계 활동을 상당 정도 복구하여 환자의 신진대사 과정을 정상화해준다.
그럼으로써 인체의 전반적인 반응성은 물론 중추신경계의 활동까지도 향상시켜주는 독특한 생물학적 능력을 가지고 있음이 분명하다.
이처럼 차가버섯은 인체와 암에 대한 구체적인 작용에 있어서 인체 스스로의 힘으로 암을 제어하게 하고자 하는 자연요법의 취지를 완벽하게 구현하고 있습니다.
또 하나 중요한 것은 암환자들의 삶의 질에 대한 문제입니다.
대부분 암환자들은 신체적으로 피폐해 있으며 암진단을 전후해서는 정신적인 공황과 공포를 겪게 됩니다. 또한 일부 암은 극도의 통증을 수반하며, 특히 항암치료와 그 후유증으로 인해 극심한 고통을 안고 살아야 합니다.
차가버섯은 대뇌의 기능에 작용하여 암을 스스로 극복할 수 있는 체계를 복원시킴과 동시에 암환자의 정신적인 고통을 완화시키는 역할을 합니다.
위에서 말한 논문집은 이와 관련된 보고가 수차례 반복되고 있습니다.

"대부분의 환자들은 종양과 전이와 관련된 통증이 감소했으며 완전히 통증이 사라졌다고 하였다. 환자들에게 식욕이 생겼고 숙면을 취하게 되었고 장의 기능이 정상화되었다. 악액질을 지닌 일부 환자들은 활동력이 회복되었고 정상적으로 일을 하게 되었다."

암을 극복하는 것도 중요하지만, 암으로 발생하는 정신적 육체적 고통에서 벗어나는 것 또한 매우 중요합니다. 정신적 고통에서 벗어나고 육체적 통증에서 해방되는 것은 다시 인체기능을 강화하여 암을 직접적으로 제어하는 선순환 구조를 만들어냅니다.
차가는 암으로 인한 통증과 공포를 극적으로 완화시키는 작용을 합니다. 병고에 찌들은 모습이 아니라 품위 있는 인간의 모습을 회복시키고 유지시켜 줍니다. 원기를 회복시키고 활동력을 강화시키며 생활의 의욕을 복원시킵니다.
이 내용에 대해 위의 논문집 "차가버섯 그리고 4기암 치료제로서의 차가의 사용"의 제1서문에서 아래와 같이 집약하여 서술하고 있습니다.
차가에 의한 치료가 환자의 전반적인 상태와 자각증세를 현저히 호전시키고 병의 진행을 경감시킨다.
그로써 환자들이 회복될 수 있을 것이라는 강한 희망을 갖게 되고, 또한 어느 정도 고통 없는 죽음의 자리를 마련해준다는 점은 의심의 여지가 없다.
이는 차가버섯의 가장 중요한 능력이면서 자연요법이 추구하는 가장 기초적인 목표이기도 합니다.

(1) 차가버섯과 암세포 자가사멸 기전

1960년대 러시아에서 이루어졌던 대규모 연구에서는 차가버섯이 암세포에 직접 작용한다기보다는 인체의 전반적인 상태를 정상으로 복원시킴으로써 암세포의 성장을 억제하고 결국 사멸에 이르게 하는 것이라는 시각을 제시했습니다.

러시아가 개방된 1990년을 전후하여 다양한 경로로 차가버섯이 알려지기 시작하면서 우리나라를 비롯하여 세계적으로 차가버섯에 대한 연구가 광범위하게 진행됐지만 그 무렵에는 차가버섯의 항산화효능과 일반적으로 항암효능을 가지고 있는 버섯류의 일종으로서 면역력을 회복하는 기능에 대한 연구에 집중되어 왔습니다.
그 결과 항산화효능에 있어서 다른 버섯류에 비해 차가버섯이 탁월한 항산화효능을 보인다는 연구결과가 다수 발표됐고, 버섯류의 성분 중에 면역력 강화에 관여하는 것으로 알려진 $\beta$-glucan 의 함량이 차가버섯에 있어서는 의미 있게 높다는 사실도 확인됐습니다.
특히 $\beta$-glucan을 비롯하여 차가버섯에 함유된 다당체가 다른 버섯류와는 달리 저분자구조로 되어 있어 식품으로 섭취했을 때 훨씬 잘 흡수될 수 있으며 따라서 항암효과 및 항산화효능, 면역력 강화 효능을 더욱 더 기대할 수 있다는 사실을 구명한 연구도 있습니다.
그러나 2000년대 이후에는 차가버섯이 암세포의 성장 억제와 사멸에 우회적으로 관여한다는 기존의 시각에서 벗어나, 암세포의 자멸사,

즉 apoptosis에 직접적으로 작용하고 있다는 연구결과가 지속적으로 발표되고 있습니다.

2003년에 발표된 〈차가버섯 추출물이 소화기계 암세포의 증식 및 Caspase-3 활성에 미치는 영향 (황용주 외, 한국영양학회지)〉라는 논문에서는 암세포의 자가사멸 유도의 조절인자 중 하나인 Caspase-3 활성을 살펴본 결과 대장암 세포 HT-29에 대한 Caspase-3 활성이 대조군에 비해 농도에 따라 152%~270%, 즉 1.5배~3배 정도로 나타나 차가버섯이 암세포의 자가사멸을 유도하는 방식으로 암세포의 성장을 억제한다는 사실이 확인됐습니다.

또한 위암세포 SNU-484에 대한 Caspase-3 활성은 차가버섯 추출물을 소량 첨가해도 209%로 2배 증가했으며, 첨가량에 따라 327%~529%까지 가파른 증가를 나타내는 것으로 밝혀져, "차가버섯이 소화기 계통의 암을 예방하고 치료하는 데 효과가 있다"고 알려진 러시아 지역의 "속설"이 사실임을 입증했습니다.

2007년에는 〈발효 차가버섯 추출물이 인체 종양세포주 증식에 미치는 영향 (차재영 외, Journal of Life Science)〉이라는 연구에서는 대장암, 자궁경부암, 유방암, 위암, 간암 등의 종양세포주의 증식에 차가버섯이 미치는 영향을 연구하면서, 암세포가 자멸사할 때 나타나는 DNA fragmentation을 측정하는 방법으로 차가버섯 추출물이 암세포의 성장을 억제하는 기전이 암세포의 자멸사를 유도하는 방식이라는 점을 확인했습니다.

그 이전인 2006년에는 차가버섯과 암세포 자멸사와의 관계를 직접적으로 살펴보는 연구가 이루어졌습니다.

〈차가버섯 추출물의 대장암세포 증식억제 및 Apoptosis 유도기전 연구 (김은지 외, 한국식품영양학회지, 2006)〉에서 대장암 세포 HT-29에 대해 차가버섯 추출물을 투여하여 배양한 결과 암세포 자가사멸의 빈도가 대조군에 비해 4배 가량(406±25%) 증가한다는 사실이 밝혀졌습니다.

또한 같은 연구에서 Caspase 활성에 있어서는 (일정한 조건에서) caspase-8은 655±4%, caspase-9는 214±9%, caspase-3은 471±23% 활성이 증가함을 확인했습니다. 이 연구를 통해 Caspase-3의 활성에 대해서만 실험했던 2003년의 연구에 비해 차가버섯 추출물이 훨씬 다양하고 폭넓은 형태로 암세포의 자가사멸을 유도한다는 점을 밝혀냈습니다.

이와 같이 차가버섯은 강력한 산화력으로 활성산소를 제거하고, $\beta$-glucan을 비롯한 다당체(poly-saccharide)를 통해 면역세포를 강화하며, 인체의 전반적인 생리체계를 복원시킴으로써 암세포의 성장을 억제하는 환경을 조성하는 것뿐만이 아니라, 다양한 형태를 통해 암세포의 자가사멸을 직접적으로 유도하는 등 암세포를 사멸시킬 수 있는 총체적이고 복합적인 효능을 갖고 있다는 것이 최근 연구를 통해 밝혀지고 있습니다.

## (2) 차가버섯과 간 기능 회복기전

앞에서 언급한 〈차가버섯 그리고 4기암 치료제로서 차가의 사용〉이라는 논문집에 〈하등식물에 의한 생리활성 물질과 단백질의 생성 문제에 관하여〉라는 긴 제목의 논문이 있습니다.

여기서 "하등 식물"이란 차가버섯을 다른 말로 표현한 것이고, 차가버섯이 암으로 파괴된 인체의 생리활성을 복원시키는 기능에 대해 중점적으로 연구한 논문입니다.

이 연구의 핵심적인 내용은 아래와 같습니다.

암 환자들의 경우 병이 손쓸 수 없는 단계에 이르지 않은 경우에는 오르니틴 회로 요소 배출의 급격한 감소를 동반하는 간의 억제된 아르기나아제 효소 활동이 차가에 의해 복구된다. 차가는 또한 암 환자들에게서 급격히 저하된 혈액의 카탈라아제와 프로테아제 활성을 정상치까지 복구해 주는 경우도 드물지 않았다.

이와 같이, 차가의 생리활성물질 복합체는 질병으로 억제된 환자의 효소계 활동을 상당 정도 복구하여 환자의 신진대사 과정을 정상화해 주고 그럼으로써 인체의 전반적인 반응성은 물론 중추신경계의 활동까지도 향상시켜주는 독특한 생물학적 능력을 가지고 있음이 분명하다.

"오르니틴 회로 요소 배출"이란 단백질의 분해과정에서 생성된 암모니아가 간의 작용으로 독성이 거의 없는 요소로 전환되는 과정을 말합니다. 이 과정의 첫 단계에서 작용하는 효소가 단백질에서 아미노산을 분리시켜주는 "**프로테아제**"이고, 최종 단계에 작용하는 효소가 "**아르기나아제**"입니다. 이 두 효소의 활성이 떨어지면 단백질 분해로 발생하는 암모니아를 처리할 수 없게 됩니다.

"**카탈라아제**" 역시 간에 존재하는 효소로서 독성물질의 하나인 과산화수소의 분해를 촉진하는 효소입니다. 과산화수소는 세포막에 나쁜 영향을 주고 효소와 같이 몸속에서 중요한 기능을 하고 있는 물질들을 방해하기도 합니다. 카탈라아제는 과산화수소가 물과 산소로 분해되는 반응을 촉진시키는 방법으로 이 과산화수소를 제거합니다.

이처럼 차가버섯은 간의 핵심적인 효소들의 활동을 복원시키거나 촉진시킴으로써 간이 정상적으로 기능할 수 있도록 작용합니다.

차가버섯은 암과 관련된 여러 기능과 역할을 수행합니다. 모든 것이 다 중요하지만 그 중에서 특히 중요한 것이 허약해져 있는 암환자의 간을 정상적으로 기능할 수 있도록 해주는 것입니다.

또한 "차가버섯이 간에 좋지 않을 수 있다"는 의문을 가진 분들이 많습니다. 이런 의문은 "약성(藥性)"을 가진 대부분의 식품이 간에 부담을 줄 수 있기 때문에 생겨나는 자연스러운 의문입니다. 서양의학이나 동양의학이나 "약(藥)"은 곧 "독(毒)"을 의미하기 때문입니다.

그러나 차가버섯은 독성이 전혀 없습니다. 간에 전혀 부담을 주지 않을 뿐만 아니라 지금까지 살펴본 대로 간 기능을 정상화시키는 데, 다른 말로 해서 간을 좋게 만들어주는 데 직접적으로 역할을 합니다.

## (3) 차가버섯이 뇌에 미치는 영향

조건반사 이론으로 유명한 러시아의 파블로프 박사는 "여러 이유로 발생한 암 종양은 악성 종양이 진행되는 조건을 만들어주는 병리학적 영양반사를 유발하는 병리학적 자극원을 지속적으로 생산한다"는 연구결과를 발표한 바 있습니다.

이 말은 암세포가 왜곡된 생리체계에 안주하는 것이 아니라, 스스로 인체의 기능을 교란시키는 요인들을 유발함으로써 인체의 생리체계를 왜곡을 능동적으로 가속화시킨다는 의미입니다.

암세포는 교묘한 메커니즘으로 면역체계를 무력화시킵니다.

외적이 침입한 듯 한 신호를 보내서 과립구로 하여금 염증을 유발하게 하여 염증을 구성하고 있는 독성물질을 양식화하고, 원래의 면역 프로세스의 경계를 오르락내리락 하면서 결국은 면역세포가 암세포를 인식하지 못하도록 만듭니다.

이러한 현상은 대뇌피질의 변화로 확인할 수 있습니다.

대뇌피질은 뇌의 전 부분과 신경중추계를 통제하는 최고 중추기관입니다. 암세포가 성장하게 되면 대뇌피질이 변화하게 되는데, 이러한 변화가 면역체계의 교란을 가져옵니다.

대뇌피질의 변화가 심각해지면 뇌피질 중추가 중지되는 상태에까지 이르기도 합니다. 이 단계에서는 말기암 환자의 외부 자극에 대한 반응이 느리고, 비정상적이거나 부정확한 양상을 띠게 됩니다.

이와 같은 비정상 상태가 극도로 악화되면 암환자가 갑자기 치매 비숯한 증세를 보이는 섬망(譫妄, delirium)이 나타나게 되며, 이 상태가 지속되면 환자의 상태는 돌이킬 수 없는 단계를 넘어서게 됩니다. 그러나 섬망과 같은 극단적인 형태의 이상이 아니더라도 정상적이라면 면역체계에 의해 처리되었어야 할 암세포가 계속 생존하고 성장하여 신체 전반에 크나큰 영향을 미치게 되는 상황 자체가 이미 뇌기능에 이상이 와있는 것을 의미합니다.

차가버섯은 이러한 상태에 있는 뇌를 정상화시켜주는 작용을 합니다. 말기암 환자가 차가버섯을 먹게 되면 반응의 속도가 정상으로 돌아가고, 엉뚱한 반응을 보이는 빈도가 적어집니다. 이와 같이 차가버섯은 대뇌피질과 뇌의 전달회로인 중추신경계의 왜곡을 정상화시켜주는 작용을 합니다.

암이 발병하면 뇌의 전기적 신호에 이상이 발생합니다. 알파 리듬의 전압이 떨어지고, 델타 리듬의 파동이 느려지면서, 뇌피질 신경의 리듬이 불안정해지고 낮아지는 현상이 일어납니다.

러시아의 차가버섯에 대한 대규모 연구에 참여했던 러시아의 베리지나 박사는 차가버섯을 장기간 복용할 경우 이러한 전기적 이상 현상이 해소되고, 이와 같은 호전이 차가버섯의 영향으로 뇌피질 신경의 기능이 향상되고 뇌조직의 신진대사가 활발해짐으로써 이루어진다는 것을 확인했습니다.

같은 연구에 참여했던 에레멘코 박사는 차가버섯이 자율 반응의 기능적 상태에 미치는 영향에 대해 연구했습니다.

그녀는 차가버섯 치료의 영향으로 피부 외피의 정상적인 조절 능력이 재생되는 경향을 증명했습니다. 암이 진전되면 피부의 온도가 부분적으로 비정상적으로 높아지거나 낮아지는 자율반응의 이상 현상이 발생합니다. 에레멘코 박사는 차가버섯을 만든 약제로 치료할 경우 자율신경계가 정상을 회복함으로써, 이전에 파괴되었던 피부 혈관의 신경 조절 능력과 중추신경계 각 부분들의 기능 상태가 정상화된다는 것을 입증했습니다.

암의 증상은 여러 가지 형태로 나타납니다. 그러나 그 모든 증상은 뇌 기능에 이상이 생겨 면역체계와 생리활성이 비정상적으로 작동하기 때문에 생겨납니다. 암세포는 뇌 기능에 이상을 유발함으로써 성장하고, 그 이후로 뇌는 능동적으로 암이 발생하고 성장하기 좋은 쪽으로 면역체계와 생리활성을 작동시킵니다.
차가버섯 자연요법을 구성하고 있는 운동, 차가버섯 복용 등과 같은 프로그램들은 궁극적으로 뇌를 각성시켜 뇌가 정상을 회복하는 것을 목표로 하고 있습니다.
그 중에서도 차가버섯은 뇌의 이상을 직접적으로 정상화시키는 작용을 합니다.

(4) 차가버섯이 염증을 소멸시키는 기전

암세포가 염증 메커니즘을 차용하여 성장하고 전이되며, 염증 유발 요소와 염증 현상에 작용하는 매개체들이 암세포의 성장에 직접적으로 관여한다는 시각의 의학 연구가 활발해진 것은 비교적 최근의 일입니다.

의료 현장에서는 아직도 이런 시각이 주류설로 자리 잡고 있는 것 같지는 않지만 최근의 연구는 암과 염증과의 밀접한 관계를 기정사실로 하고 기존 항암제 및 항암식품들의 항암작용을 염증 억제의 시각에서 집중적으로 해석하고 분석하고 있습니다.

부르펜, 이부프로펜과 같은 전통적인 항염증제를 규칙적으로 복용한 사람은 그렇지 않은 사람들보다 암에 걸릴 확률이 더 적다는 사실을 밝힌 연구결과(Harris, 1999 ; Nelson, 2000 등)도 있고, 실험쥐의 몸에서 염증을 유발하는 사이토카인 중 NF-kappaB의 생성을 막기만 하면 종양세포 대부분을 자가사멸시킬 수 있고, 전이를 방해할 수 있다는 것을 밝힌 연구(Karin, 2005)도 있습니다. 이에 앞서 2004년에는 최고 권위의 과학저널이라고 할 수 있는 〈네이쳐(Nature)〉지에 "거의 모든 항암 요인은 NF-kappaB의 억제제이다"라는 논문(Marx, 2004)이 게재되기도 했습니다.

이런 흐름에 따라 제약업계는 항염증 작용을 기반으로 한 항암약제를 개발하는 데 주력하고 있습니다. 문제는 기존의 항염증제가 필연적으로 부작용을 가진다는 것입니다. 앞에서 얘기한 부르펜, 이부프로펜과 같은 전통적인 항염증제는 위궤양이나 위염 등과 같은 부작용이 심각하고, 이에 대한 대안으로 개발된 바이옥스나 셀레브렉스 같은 약제는 항암작용까지 명확하게 규명되었으나 심장혈관 질환이라는 부작용이 확인되어 많은 사람들을 실망시키기도 했습니다.

이와 함께 항염작용을 나타내면서도 부작용이 없는 자연식품에 대한 관련 연구도 활발하게 진행되어, 항암작용이 있다고 알려진 대표적인 자연식품들에 대한 연구는 거의 빠짐없이 NF-kappaB와의 관련성을 언급하고 있습니다.

차가버섯의 항염증 작용은 이미 여러 연구를 통해 확인되어 왔지만 ((Solomon and Alexander, 1999; He, 2001; Huang, 2002), 2000년대 이후에는 차가버섯의 항염증 작용의 메커니즘을 밝히고 염증이 암 발생과 성장에 밀접한 관계가 있다는 시각을 바탕으로 차가버섯의 항염증 작용을 규명한 연구들(Park, 2005; Hu, 2009 등)이 잇따르고 있습니다.

이들 연구에 따르면 차가버섯은 사이토카인, 프로스타글란딘과 같은 염증성 물질을 생성을 억제하고, 종양세포가 이들 염증물질을 유발하는 데 작용하는 COX2 등의 효소 발생을 억제하며, 사이토카인 중에서도 암세포의 발생과 성장에 가장 긴밀하게 작용하는 NF-kappaB의 생성도 감소시키는 것으로 확인됐습니다.

또한 차가버섯은 염증이 발생한 뒤에 사후적으로도 염증을 해소시키는 작용을 하는데, 이때는 $\beta$-glucan을 비롯한 차가버섯의 다당체(polysacharide)가 면역체계를 자극하여 마크로파지(macropahage)의 활동을 촉진함으로써 염증의 해소에 관여하는 것으로 밝혀졌습니다.

물론 자연식품이나 다른 버섯류가 가진 항염증 작용과 마찬가지로 차가버섯의 항염증 작용 역시 이부프로펜과 같은 약품 형태의 항염증제나 소염제 만큼 신속하게 작용하지는 않습니다.

또한 항염증 작용은 필연적으로 진통작용도 함께 나타나게 되는데 이 또한 기존의 진통제나 모르핀처럼 신속하게 진통효과가 나타나지는 않습니다.

위의 연구(Park, 2005)에서 염증성 부종(浮腫)을 억제하는 작용에 있어서 아무 조치도 취하지 않은 경우에 비해 이부프로펜이 약 50% 정도로 부종을 억제하지만 차가버섯 추출물을 투여했을 때는 약 25% 정도의 억제 효과가 나타나는 것으로 확인되어 있습니다.

그러나 부작용이 없고 효과와 효능이 지속적이고 안정적이라는 것이 매우 중요한 특징입니다.

이미 알려진 바와 같이 화학성분으로 만들어진 항염증 약품은 심각한 부작용과 함께 염증 물질과 매개효소들로 하여금 내성을 가지게 하여 궁극적으로는 염증 요인들의 위력을 더욱 배가시키는 효과를 가져 옵니다.

### (5) 차가버섯의 활성산소 제거능력

암의 발생과 성장에는 산소, 환경, 영양, 염증, 스트레스 등 여러 가지 요인들이 직간접적으로 관여하지만, 그 중에서도 활성산소는 보다 직접적이고 그 효과는 즉각적입니다. 활성산소가 세포의 분자와 결합하는 순간 그 세포는 곧바로 정상상태를 이탈하여 비정상세포로 변형되어 버리기 때문입니다.

활성산소에 대한 조치는 크게 활성산소가 외부적인 요인에 의해 다량 발생하지 않도록 하는 환경을 조성하는 것과 이미 발생한 활성산소를 없애주는 것으로 나누어질 수 있습니다. 이 중 이미 발생한 활성산소를 없애주는 것은 SOD 활동을 대신해주는 성분을 체내에 투입하는 방법 밖에는 없습니다.

항암 작용이 있다고 알려진 자연식품들은 대부분 높은 항산화작용 능력을 가지고 있습니다. 그러나 건강한 사람의 경우와는 달리 체내의 본원적인 SOD 활성이 극도로 저하된 암환자의 경우는 일반인의 몇 배가 넘는 항산화 성분을 투입시켜야 합니다. 따라서 같은 용량이라도 더 높은 항산화 활성을 가진 식품을 섭취하는 것이 중요합니다.

천연식품들의 항산화능력을 비교한 자료는 무척 많이 있습니다만, 측정 방법과 시료의 다양성 때문에 통일된 자료를 제시하기는 어렵습니다. 그 중에서 가장 신뢰할 만한 자료는 2005년 미국의 비영리단체인 Dove Health Alliance에서 발표한 주요 항산화 식품의 항산화능력 비교 자료입니다. 이 자료는 항산화 연구에 관한 세계 최고 연구기관으로 알려진 브룬스윅 연구소 (Brunswick Laboratories)에서 실험, 측정한 것입니다.

이 실험에서는 두 가지 분석 방법을 적용하여 차가버섯을 비롯하여 항산화작용이 높다고 알려진 각종 식품들의 항산화 능력을 비교했습니다.

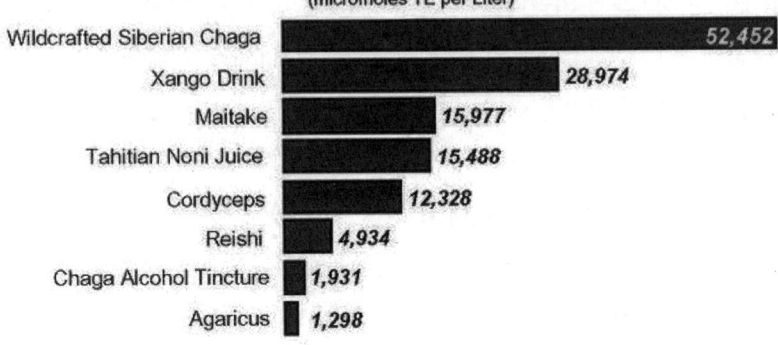

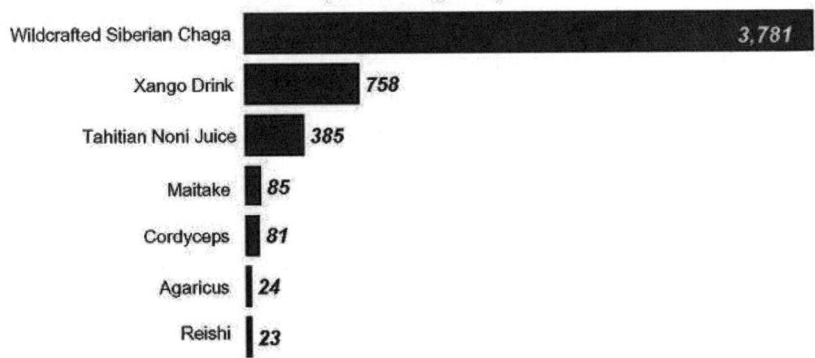

첫 번째 그래프는 ORAC이라는 측정방법으로 분석한 것이고, 두 번째 그래프는 전기적인 방법을 통해 항산화 능력을 측정하는 기존의 방식으로 분석했습니다. 두 그래프 공히 차가버섯의 항산화 능력이 비교 대상이 된 다른 항산화 식품보다 월등히 높은 것으로 나타나 있습니다.

비교 대상이 된 식품은 첫 번째 그래프에 나열된 순서로 물로 추출한 차가버섯(Wildcrafted Siberian Chaga), 장고(열대 과일의 일종) 드링크(Xango Drink]), 마이다케 버섯(Maitake), 노니 주스(Tahitian Noni Juice), 동충하초(Cordyceps), 영지버섯(Reishi), 알코올로 추출한 차가버섯 제품(Chaga Alcohol Tincture), 아가리쿠스(Agaricus) 등입니다.

이와 같이 차가버섯은 항산화 능력에 관한 한 현존하는 모든 식품 중에서 최고의 식품 중의 하나로 꼽히고 있습니다.

위의 분석을 기준으로 얘기한다면 같은 양을 먹어도 다른 항산화식품에 비해 적게는 두 배, 많게는 50배의 항산화 능력을 발휘할 수 있습니다.

활성산소와 차가버섯의 관계가 특히 중요한 것은 운동할 때입니다.

암 치료에 있어서 운동은 그 중요성에 있어서 첫 번째로 꼽아야 할 정도로 중요한 것인데, 운동을 통해 산소가 왕성하게 공급되면 그에 비례하여 더 많은 활성산소가 발생합니다. 운동선수가 은퇴 후에 질병으로 고생하다가 단명하는 경우가 적지 않은데, 이는 산소 과다호흡에 의한 현상으로 추정되고 있습니다.

이처럼 활성산소에 대한 대책 없이 운동에만 주력할 경우 암환자에게 있어서는 치명적인 역효과가 발생할 수 있습니다.
따라서 평상시에도 마찬가지이지만, 특히 운동을 할 때는 차가버섯 용액을 음료수 형태로 끊임없이 자주 마셔줘야 합니다.

### (6) 차가버섯과 인체 항상성(homeostasis) 회복기전

자율신경의 부조화는 암의 발생에 매우 중요한 원인으로 지목되고 있습니다. 면역학의 대가인 아보 도오루 교수는 이것이 암의 가장 중요한 원인이며 암에서 벗어나기 위한 방법론도 자율신경을 균형을 정상적으로 회복시키는 것을 첫 번째로 꼽고 있습니다.
또한 환자의 정신과 심리상태가 암의 진전에 큰 영향을 미친다는 것이 정설로 받아들여지고 있는 현대의학계에서도 자율신경은 매우 중요한 주제로 다루어지고 있습니다.
즉 생활 패턴의 변화로 인해 교감신경이 늘 곤두서있을 수밖에 없는 체질적 환경과 음식, 공해 등의 외부요인들이 교감신경을 지속적으로 자극하여 염증을 유발하고, 암세포에 대한 면역계의 기능을 저하시킴으로써 암을 발생시키고 성장시킨다는 것입니다.
자율신경은 집중과 긴장의 상태를 지배하는 교감신경과 이완과 안락의 상태를 관장하는 부교감신경이 서로 조화를 이루도록 되어 있습니다. 암을 비롯한 현대의 질병은 대부분 긴장 상태의 과도한 지속으로 인한 교감신경의 과잉으로 발생하지만, 반대로 알러지성 질환과 천식과 같이 부교감신경이 지나치게 작동하여 생겨나는 질환도 있습니다. 따라서 중요한 것은 교감신경과 부교감신경 중 어느 하나를 일방적으로 강화시키거나 약화시키는 것이 아니라 긴장이 필요할 때는 교감신경을 작동시키고, 이완이 필요할 때는 부교감신경이 적절하게 작동할 수 있도록 하는 자율신경의 균형적인 체계를 정상화시키는 것입니다. 차가버섯의 가장 큰 특징 중의 하나는 "인체의 항상성(homeostasis)을 복원시킨다"는 것입니다. "항상성"이란 무엇이든 지나친 것을 바로 잡아서 각 기관과 기능을 항상 정상적인 수준에서 유지하도록 하고자 하는 인체의 본원적인 특성입니다. 자율신경의 균형은 인체 항상성을 유지하기 위한 매우 중요한 기능 중의 하나입니다.

본 글 중 "암과 차가버섯" 편에 서술되어 있는 "효소계 활동 복구", "신진대사 과정 정상화", "중추신경계 활동 강화" 등의 내용은 바로 "인체 항상성 복원"의 결과물들입니다.

또한 차가버섯이 가지고 있는 뇌 기능 정상화, 간 기능 회복, 염증 억제, 세포 자멸사 유도 기능 역시 차가버섯의 항상성 복원 작용에 의해 모든 기능이 정상으로 접근하고 세포가 가지고 있는 유전적 특성을 회복시키는 기전을 통해 이루어지는 것입니다.

당뇨와 혈압의 경우 차가버섯의 항상성 유지 기능은 매우 쉽게 확인할 수 있습니다. 혈당과 혈압이 높을 때는 낮추어주고, 지나치게 낮을 때는 올려주는 역할을 합니다. 당뇨와 고혈압 환자가 차가버섯을 드시게 되면 혈당치와 혈압이 높아졌다 내려갔다를 반복하는 널뛰기 양상을 보일 때가 있는데, 이것은 차가버섯이 항상성 유지 기능을 복원시키면서 혈당과 혈압에 개입하는 비정상 요인들과 충돌하는 과정에서 생기는 조정 현상입니다.

차가버섯의 항상성 복원 기능은 자율신경 체계에도 매우 깊은 영향을 미칩니다. 암환자들은 대부분 교감신경이 과도하게 작동하고 있는 상태이므로 차가버섯은 교감신경을 억제하고 부교감신경을 강화시키는 방향으로 작용합니다. 이에 따라 암환자가 차가버섯을 먹게 되면 "숙면을 취하게 되고, 통증이 완화되며, 기분이 좋아지고, 자신감이 고양되는 현상"이 나타납니다.

차가버섯 연구의 바이블이라고 할 수 있는 "차가버섯 그리고 4기암 치료제로서의 차가버섯의 특성"이라는 논문집을 보면 위와 같은 현상이 여러 경우에서 반복적으로 관찰되고 확인되는 것으로 기술되어 있습니다.

아직 집중적으로 연구된 바는 없지만 차가버섯의 다양한 복용 사례를 통해 차가버섯이 탈모와 성기능에 영향을 미치는 것을 확인할 수 있습니다. 탈모와 성기능 부전은 대표적으로 자율신경의 부조화로 인해 발생하는 현상입니다.

유전적인 요인에 의하지 않은 일시적인 탈모는 교감신경이 항상 과도하게 작동하고 있는 환경에서 발생하며 차가버섯을 복용한 결과 탈모 현상이 완화되는 예를 다수 확인할 수 있습니다.

성기능의 부전은 여러 양상과 형태로 나타나지만 이것 역시 부교감신경의 지배 하에서 그 기능이 제대로 발휘될 수 있는 성관계의 순간에서 교감신경이 불필요하고 과도하게 개입함으로써 발생하는 경우가 대부분입니다. 차가버섯이 성기능 향상에 영향을 미친다는 증언 역시 여러 사례자들에게서 확인할 수 있습니다.

그러나 차가버섯은 부교감신경의 활성화에만 기여하는 것이 아니고 필요할 때는 교감신경을 자극함으로써 자율신경이 조화를 갖추도록 합니다.
늘 정신이 명석하지 않은 문제를 안고 있는 분이 차가버섯을 드시게 되면 머리가 맑아지는 것을 쉽게 경험할 수 있습니다. 머리가 맑아지는 것은 교감신경이 필요한 만큼 기능을 발휘할 수 있도록 차가버섯이 작용하고 있다는 증거입니다.
또한 아토피, 천식, 각종 알레르기는 부교감신경이 관장하는 림프구의 과잉 활동으로 교감신경이 지배하는 과립구가 내외부적인 이상 요인에 즉각 대응하지 못해서 생기는 증상들입니다. 이 경우 차가버섯은 림프구의 과잉 활동을 억제하고 교감신경이 제 기능을 찾을 수 있도록 함으로써 이와 같은 알레르기 관련 증상들을 완화시키거나 해소합니다.
암은 궁극적으로 인체가 항상성을 유지할 수 있는 기능과 체계에 이상이 생겨 발생합니다. 암세포의 이상 변형을 비롯하여, 산소의 공급, 염증, 스트레스 등 암과 관련된 모든 요인들과 관련하여 인체는 그 어떤 것이 어긋난 길로 틀어질 때 너무 멀리 가기 전에 바로잡을 수 있는 기능이 있습니다.
그 중 대표적인 것이 면역체계입니다. 그러나 어떤 이유로 인해 항상성을 유지할 수 있는 기능에 이상이 생기면 작은 어긋남이 돌이킬 수 없을 만큼 커져버리게 됩니다. 그것이 암입니다.

차가버섯은 뇌를 비롯하여 간, 심장 등의 각종 기관과 혈액, 신경 등에 이르기까지 인체 각 부분과 기능의 항상성을 복원시키는 기능을 합니다. 이를 통해 암세포가 발생하고 성장하기 어려운 환경을 조성하고 사멸 주기를 벗어나 계속 성장하는 암세포를 자가사멸로 유도하기도 합니다.

### (7) 차가버섯의 항암효과

지금까지 암의 정체와 원인, 그리고 암과 관련된 차가버섯의 특징과 작용에 대해 살펴보았습니다.

암의 원인이 여러 가지 요인으로 분석되고 있지만 크게 보면 '인체 항상성(恒常性)의 붕괴'로 집약할 수 있습니다.

인체는 원래부터 이상이 생기지 않도록 신체의 각 기능을 조절하는 능력이 있고, 이상이 발생하더라도 그것이 돌이키기 어려울 정도로 심화되기 전에 정상으로 환원시킬 수 있는 능력이 있습니다. 이것이 항상성입니다.

이상이 발생하는 것 역시 항상성에 문제가 발생한 결과이며, 그러한 이상이 걷잡을 수 없이 증폭되고 심화되는 것 또한 항상성 붕괴의 결과입니다.

산소의 부족이 암 발생과 성장의 매우 중요한 원인이긴 하지만, 그렇다고 해서 공기 농도가 옅은 고산지대의 사람들이 암에 더 잘 걸리는 것은 아니며, 암에 걸리는 사람들이라고 해서 산소가 물리적으로 결핍된 환경에서 생활하는 것도 아닙니다.

결국 체내로 흡입되는 산소가 세포까지 전달되는 과정에서 이상이 발생하는 것이며, 이런 이상이 발생했을 때 인체 스스로가 이를 교정할 수 있는 본원적인 능력에 문제가 생기는 것이 암 발생의 보다 근본적인 원인이 됩니다.

활성산소도 마찬가지입니다. 비록 활성산소를 다량 발생시키는 외부적인 요인이 크게 작용한다고 해도 인체의 항상성이 유지된다면 암세포가 육안으로 확인될 만큼 커질 정도로 문제를 일으키기는 어렵습니다. 활성산소를 제거하는 SOD는 항상성을 유지하기 위한 중요한 기능의 하나이며 이 기능이 내외부적인 요인으로 약화되는 것이 결국은 암세포의 성장으로 이어집니다.

차가버섯의 가장 중요한 효용 역시 항상성 회복과 유지로 집약됩니다.

차가버섯의 효과는 국지적으로 특정 장기나 특정 증상에 대해 나타나는 것이 아니고 신체 전반의 기능을 정상화하고 향상시키는 형태로 나타납니다. 정신이 맑아지고, 심리 상태가 편안해지며, 혈액이 맑아지고 간 기능이 정상화되기 시작합니다. 약에 의존하지 않으면 조절하기 어려웠던 혈압과 혈당도 정상적인 조절기능을 되찾게 되고, 입맛이 돌아오기 시작합니다.

이 모든 현상은 뇌에만 작용한다든가 간에만 작용해서 특정한 기능을 향상시키고 호전시키는 국지적인 작용으로는 나타나기 어렵습니다. 그래서 러시아의 차가버섯에 대한 국가적인 연구가 진행될 때만 해도 "차가버섯은 암세포에 직접 작용하지 않고 신체의 전반적인 상태를 호전시킴으로써 암세포의 성장을 억제"하는 것으로 받아들여졌습니다.

그러나 2000년대 이후 최근에 진행된 연구에서는 차가버섯이 암세포의 자멸사를 유도하고, 암세포의 성장을 촉진하는 염증 인자를 억제하는 등 암세포에 대해 직접 작용하는 것이 밝혀졌습니다.

이러한 구체적인 작용 역시 항상성 복원이라는 차원에서 이해할 수 있습니다. 암세포가 자멸사해야 할 정상적인 단계를 뛰어넘고 계속 성장하는 것과 암세포의 성장에 관여하는 염증 인자가 다량 발생하는 것 역시 항상성의 파괴로 기인하는 것이며, 차가버섯이 그러한 작용을 하는 것도 원래의 정상적인 기능과 상태를 복원시키는 방식으로 이루어집니다.

앞에서 살펴봤듯이 차가버섯은 항상성이라는 총론 아래에서 암의 발생과 성장에 관여하는 모든 요인들에 대해 개별적이고 구체적인 효과를 나타냅니다.

차가버섯은 자율신경의 정상적인 조절 기능을 회복시키고, 간 기능을 정상화시키며, 암의 원인이면서 결과이기도 한 뇌 상태의 오류도 바로 잡아줍니다. 또한 암세포 발생의 가장 직접적인 요인이라고 할 수 있는 활성산소도 신속하게 제거시키고 암세포의 성장을 촉진하는 염증 인자의 발생도 억제합니다.

이와 같이 차가버섯은 암의 발생 요인에 대해 구체적으로 작용하면서 암이 발생하고 성장할 수 있는 인체의 모든 이상 상태를 정상화시키는 총체적이고 복합적인 기능을 발휘합니다.

### (8) 해독요법과 차가버섯 관장

해독 요법으로서의 관장이 세상에 알려지기 시작한 것은 대체의학계의 태두라고 할 수 있는 막스 거슨 박사가 암환자를 대상으로 "커피 관장법"을 실시하여 효과를 거두게 된 이후입니다.

커피 관장의 유래는 제1차 세계대전 당시 독일군 야전병원의 간호사들이 부상병들에게 우연히 커피 관장을 시켜본 결과 통증이 상당히 완화되었던 사례에서 출발한 것으로 알려지고 있습니다.

이 사례를 전해들은 독일 괴팅겐 의과대학의 교수들이 실험동물에게 실험한 결과 커피 관장을 하면 담관이 열려 담액의 분출이 증가되고, 이런 과정을 통해 담관에 머물러 있던 독성물질들이 소화기관을 통해 배출되는 것을 확인했습니다. 독일 의사이면서 미국으로 건너가 활동하고 있던 막스 거슨 박사가 암환자를 대상으로 실시하여 통증완화 효과를 확인하여 암 대체요법의 중요한 방법론으로 자리 잡게 됐습니다.

커피 관장과의 직접적인 관련성은 확인할 수 없지만, 러시아에서도 여러 약초의 추출물을 관장을 통해 대장으로 주입시키는 방법이 다양하게 연구되어 실행됐습니다.

우리나라에서는 약초 분야가 민간의학이나 건강식품, 그리고 한약 재료 정도의 위치에 머물러 있지만, 러시아에서는 오래 전부터 서방의학의 약제들과 동등한 위상을 차지해왔습니다.

그래서 우리나라의 약에 대한 기준을 규정해놓은 "약전(藥典)", 그리고 식품에 대한 기준을 규정한 "식품공전(食品公典)"과 같이 러시아에서는 "약초전(藥草典)"이 편찬되어 약용식물에 대한 기준으로 통용되고 있고, 약용식물에 대한 의사지참서, 약용식물 도감, 약용식물 지도 등 약초에 대한 방대한 자료가 축적되어 있습니다.

그 중 러시아 의학아카데미에서 발간한 〈러시아의 약용식물〉이라는 도감서에는 1,000여 종에 이르는 러시아 약초들의 의학적 사용에 대한 내용이 수록되어 있는데, 그 중 어떤 종류의 약초에 대해서는 관장액으로 처방하도록 지시되어 있는 내용을 여러 곳에서 발견할 수 있습니다.

이 책에서 차가버섯을 설명한 부분에도 차가버섯을 관장에 처방하도록 설명한 부분을 볼 수 있습니다.

"종양 환자의 경우 차가는 성인이 하루에 3컵 이상씩 복용하도록 처방한다. 골반 종양의 경우 내복하는 것은 물론 밤에 (50~100ml)씩 미세 관장하도록 처방한다."

이처럼 일반적으로 변비를 해소하기 위한 방법으로 인식되어 있는 관장이 실제로는 의학적으로 통증 완화와 해독, 그리고 종양에 대한 처방 방식으로 활용되어 왔다는 것을 알 수 있습니다.

암환자를 위한 관장요법의 목적은

첫 번째 간과 담관, 그리고 대장에 머물러 있는 독성물질을 신속하게 배출해주는 것이고,

두 번째는 차가버섯의 유효성분을 간으로 직접 전달함으로써 간 기능을 높여주는 것,

세 번째는 대장 내 환경을 정화함으로써 대장에서 유해 독성물질이 발생할 수 있는 소지를 제거하는 것입니다.

이러한 목적을 위해 크게 두 가지의 관장 방법이 사용됩니다. 하나는 다량의 관장액을 주입한 뒤 20~30분 정도 대장에 머물게 하였다가 대변을 배출하게 하는 일반 관장이고, 또 다른 하나는 소량의 관장액을 대장에 주입하여 체외로 배출하지 않고 대장 내에 계속 머물게 하여 유효 성분이 장내 환경을 정화하도록 하는 임플란트 관장이 있습니다.

일반적으로 자연요법적인 방법들은 부작용 없이 호전으로 이끄는 장점이 있는 반면 효과가 나타나기까지는 일정 정도 이상의 시간이 소요된다는 단점이 있습니다.

그러나 차가버섯 관장은 기대하는 효과가 매우 신속하게 나타난다는 매우 중요한 특징이 있습니다.

암이 상당히 진행되어 있는 경우 암성 통증에 시달리거나 식욕 부진과 무기력증, 그리고 장기 곳곳에 부전 현상이 발생하게 됩니다. 이런 경우 차가버섯 관장과 임플란트 관장을 함께 병행하면 불과 며칠 사이에 이런 현상들이 급속하게 완화되는 것을 확인할 수 있습니다.

관장을 통해 독성물질만 충분히 제거해주면 암세포의 성장 속도를 상

당히 늦출 수 있고, 그렇게 되면 신체의 전반적인 상태와 기능이 호전의 실마리를 잡을 수 있습니다.

1. 차가버섯 관장 방법

차가버섯 관장의 방법에 대해서는 이미 **제 2장 암치유 실전 적응 단계** 부분에 상세히 설명되어 있습니다.

2. 임플란트 관장

임플란트 관장은 배출을 주목적으로 하는 일반적인 관장과는 달리 특정 기능을 하는 성분을 장내에 투입하여 심어둔다는 의미에서 사용되는 용어입니다.

차가버섯 관장이나 커피 관장도 특정 성분을 대장과 간으로 투입하는 것을 목적으로 하므로 큰 의미에서 임플란트 관장으로 분류되기도 하지만, 장 청소 및 숙변 제거, 대변 배출도 중요한 목적 중의 하나이므로 좁은 의미의 임플란트 관장과는 구분하여 시행합니다.

의학적인 관점에서 봤을 때 내과적인 요법은 식품이건 약이건 특정 성분을 체내에 투입하여 혈액에 흡수되게 하고, 혈액이 해당 세포에 특정 성분을 전달함으로써 변화를 일으키는 것을 목표로 합니다.

특정 성분을 체내에 투입하는 방법 중 가장 효과가 빠른 요법은 바로 혈관으로 투입하는 주사요법입니다. 그러나 주사요법은 그 효과가 확실한 만큼 위험 요소도 많기 때문에 아주 위급한 경우를 제외하고는 대부분 입으로 약을 삼키는 구강 투여의 방법이 사용됩니다.

구강 투여는 소화 과정을 통해 분해되고 흡수되며 영양분과 유효 성분의 대부분은 소장의 아랫부분인 회장(回腸)에서 흡수됩니다.

모든 조건이 양호할 경우 투여하는 양의 10% 이하의 성분이 목표대로 흡수되는 것으로 알려져 있고, 혈관으로 흡수되기까지는 최소한 3~4시간 이상이 소요됩니다. 따라서 구강 투여는 매우 안전하고 쉬운 방법이지만 효율과 시간이 걸리는 단점을 가지고 있습니다.

주사와 구강 투여 외에 특정 성분을 인체에 투입하는 방법에는 피부를 통한 투입과 항문을 통한 투입이 있습니다.

피부를 통한 투입은 진통제 패치나 금연 패치처럼 피부에 장시간 접촉하여 혈관으로 쉽게 용해될 수 있게 하는 방법이고, 항문을 통한 투입은 좌약이나 관장으로 해당 성분을 투입하여 대장에 연결되어 있는 모세혈관이나 간 문맥을 통해 체내로 흡수되도록 하는 방법입니다.

이 두 가지 방법은 효율과 속도의 측면에서 구강투여와 주사의 중간쯤 됩니다.

**이런 측면에서 임플란트 관장은 입으로 먹는 것에 비해 좀 더 빠르고 강력한 효과를 기대할 때 사용하는 방법입니다.**

예를 들어 임플란트 관장의 가장 중요한 의미 중의 하나는 유산균을 대장에 투입하는 것인데, 이는 유산균 제재를 입으로 복용했을 때 대부분의 유산균이 대장에 도달하기 전에 생명력을 잃거나 기능을 상실하기 때문에 곧바로 대장으로 투입하는 것입니다.

**임플란트 관장의 또 다른 중요한 목적은 장내 환경의 정화입니다.**
대장에는 700종 이상의 세균(bacteria)이 서식하고 있는 것으로 알려져 있습니다. 이 세균들은 장내에서 다양한 역할을 수행하고 있습니다.

소장에서 소화되지 않은 다당류(polysaccharide)는 박테리아에 의해 짧은 길이의 지방산(fatty acid)으로 변화하여 대장에 흡수됩니다. 또한 소량의 비타민(vitamin)을 생산하는데 여러 비타민 중 특히 비타민 B, K가 생산되고 흡수됩니다. 이렇게 흡수되는 비타민의 양은 하루에 필요한 양에 비하면 소량에 불과하지만 음식물을 통해 비타민을 충분히 섭취하지 못한 경우 이 정도의 비타민도 큰 역할을 하게 됩니다.

따라서 만약 박테리아에 의해 만들어진 비타민에 의존하고 있는 경우, 박테리아를 죽이는 항생제(antibiotics)를 복용하면 비타민 부족 현상이 올 수도 있습니다.

대장에서 서식하는 세균은 이 외에도 다양한 역할을 하지만 그 중에는 전혀 도움이 되지 않는 유해 박테리아도 있습니다. 이들은 보통의 경우 대장 점막이 분리하여 격리함으로써 대장을 보호하게 됩니다. 이와 같이 대장에 있는 세균은 유익균(有益菌)과 유해균(有害菌)으로 나눌 수 있습니다.

문제는 암환자의 경우 대부분 대장의 정상적인 기능이 파괴되거나 저하되어 유익균의 생성과 활동은 최악의 상태가 되고 유해균을 격리하는 대장의 기능이 제대로 수행되지 않음에 따라 대장 전체가 유해균에 의해 점령되다시피 되어있는 상태라는 점입니다. 이들 유해균들은 독성물질을 왕성하게 생산하고 분비하여 다시 체내로 유입시킵니다.

임플란트 관장의 또 다른 중요한 목적은 유해균의 활동을 최대한 억제하고 유익균이 정상적으로 활동할 수 있는 장내 환경을 조성하는 것입니다.

임플란트 관장의 방법은 녹즙 100ml에 비타민C, 유산균 제재를 섞어서 관장액을 만들어 대장에 주입한 후 가급적 배출시키지 않고 장내에 머물게 하는 것입니다.
그래서 약초들의 미세 관장 처방을 기록하고 있는 러시아 연구서에는 주로 취침 전에 임플란트 관장을 하도록 권하고 있습니다.
차가원에서는 녹즙과 발효 차가버섯, 그리고 금앵자(비타민C), 김치를 발효시켜 만든 유산균으로 관장액을 만들어 임플란트 관장을 실시하고 있습니다.
그러나 차가원에서 사용하고 있는 발효 차가버섯과 김치 유산균은 시판되지 않는 제품이므로 가정에서 요양하시는 분들은 녹즙에 금앵자와 시중에서 판매하는 유산균 제재를 섞어서 관장액을 만들어 사용하면 됩니다.
김치 유산균은 차가원에서 사용하는 제품 말고도 이미 많은 제품이 시중에서 판매되고 있고, 지근억 유산균과 세이겐 제품도 매우 우수한 유산균 제재로 알려져 있습니다.

3. 질관장

여성분의 경우는 질관장을 하는 것이 좋고 특히 자궁이나 난소에 관련된 경우는 필히 시행해야 합니다. 질관장을 하면 며칠 동안 대하(帶下)성 물질이 배설되고 그 다음 몸이 가볍고 편안해지는 것을 느낄 수 있습니다.

질관장을 하는 방법은 300cc의 미지근한 물에 5~10g 정도의 차가버섯을 풀어서 하루 2~3회 정도 하는 것이 좋습니다.

관장기는 일반관장기와 동일한 것을 사용하고 카테타는 끝까지 밀어 넣어야 합니다. 관장기는 사용하고 있는 일반관장기와 병용하지 말고, 질관장 전용 관장기를 사용해야 합니다.

질관장에 걸리는 시간은 30초에서 1분 정도이고, 들어가면서 배출이 동시에 이루어집니다. 배출되고 남은 차가버섯은 자궁 내에 도포됩니다.

(9) 차가원의 차가버섯 추출분말

차가원에서 환우 분들에게 제공되는 차가버섯추출분말은 차가버섯 채취, 원물건조, 선별, 분쇄, 추출, 추출물건조 등 처음부터 끝까지 철저한 관리와 많은 정성이 들어간 제품입니다.

차가원은 공개된 장소이고 30여명의 환우 분들과 십여 명이 넘는 스텝들이 24시간 같이 생활하고 있습니다.

차가원의 자연환경은 물론 환우 분들에게 제공되는 음식, 이온수, 차가버섯추출분말, 금앵자, 실크아미노산, 42가지 채소 약초 과일 발효액, 차가버섯발효액, 김치유산균, 녹즙, 과일즙, 식욕을 촉진시키는 여러 가지 노력, 바이오온열매트, TDP, 족열매트, 치유프로그램 등 어떤 것 하나라도 훌륭하지 않으면, 좋은 결과가 나오기 힘들고 동시에 차가원의 책임과 목적에 위배됩니다.

특히 일반적인 품질의 차가버섯추출분말로는 차가원이 존재할 수 없습니다.

차가원에서 암을 치유하는 노력들 중 어느 것 하나 중요하지 않은 것이 없지만, 특히 차가버섯추출분말은 차가원에서 가장 중요한 요소입니다.

차가원에서 환우 분들에게 제공하는 차가버섯추출분말에는 차가원의 책임과 명예와 완치시킬 수 있는 능력이 담겨있는, 공개된 장소에서 환우 분들에게 검증을 받은 좋은 품질의 제품입니다.

## 제 5장 암과 운동

암환자가 운동을 해야 하는 이유는 크게 세 가지 입니다.

첫째는 산소를 풍부하고 원활하게 공급하는 것입니다.
둘째는 인체 생리대사를 촉진하여 정상적인 신체 및 장기의 기능을 정상화시키고 인체의 항상성을 복원하는 것입니다.
셋째는 근력과 지구력을 강화하여 건강을 회복하기 위한 기초 체력을 갖추는 것입니다.
이 셋은 다른 것 같지만 모두 연관성을 지니고 있고, 각기 모두 중요성을 가지고 있습니다.
암이라는 질병은 체내에 암세포가 비정상적으로 창궐하여 신체의 각 기능을 저해하고 있는 병입니다.
인체는 모든 장기와 기능이 유기적으로 연결되어 있어서 어느 한 곳에 암이 생겨 기능을 저하시키면 호흡기능, 순환기능, 조혈 기능 등의 모든 기능이 연쇄적으로 저하됩니다.
암이라는 진단이 내려질 정도로 암세포가 커지게 되면 신체 각 기능의 조화와 균형은 총체적으로 파괴되어 있는 상태입니다.
암세포는 스스로의 성장을 위해 인체 곳곳에서 염증을 빈발시킴으로써 면역기능의 왜곡을 가져오고 이와 관련된 자율신경 기능, 더 나아가 뇌 기능의 이상까지 초래하게 됩니다.
이 모든 기능의 이상 상태를 바로잡는 것이 바로 운동입니다.

인체는 사냥감을 찾아 하염없이 걷고 달리다가 사냥감을 발견하면 온 몸의 신경을 곤두세운 채 숨을 죽이고 기회를 노리다가 순간적으로 몸을 움직여 사냥감을 낚아내던 원시 수렵시대의 습성에 프로그래밍 되어 있습니다.

운동을 하게 되면 항상 몸을 움직이면서 필요에 따라 긴장과 이완을 반복하던 인체 본연의 사이클에 근접하게 되어 인체 모든 부분의 기능이 정상을 되찾게 합니다.

### (1) 운동과 산소 공급

암환자에게 있어서 가장 중요한 것은 산소입니다.

암세포는 산소의 부족으로 발생합니다. 세포는 산소로 영양분을 연소(燃燒)시켜 에너지를 발생시킵니다. 그러나 산소가 부족하면 세포는 당분을 발효시켜 에너지를 취합니다. 이러한 비정상 대사 상태가 지속되면 세포는 산소의 수요가 떨어지는 암세포로 바뀝니다.

암세포는 혈액과 영양분을 신속하게 공급받기 위해 신생 혈관을 만듭니다. 그런데 암세포의 신생혈관은 정상 모세혈관보다 훨씬 가늘고 조악하여 산소를 제대로 받아들이기 어렵습니다.

암세포의 신생혈관은 혈류의 흐름이 원활하지 못해 암세포 주변은 정상 체온보다 늘 낮은 온도를 유지하게 됩니다. 그렇게 되면 주변의 체온 역시 떨어져 정상세포로 가는 적혈구도 산소가 분리되기 어렵게 되어 결국 암세포 주변의 정상세포도 산소 호흡이 어려운 환경이 만들어지게 됩니다.

산소의 공급은 허파와 심장과 혈액을 통해 이루어집니다. 주위의 산소가 아무리 풍부해도 허파가 허약하면 그것을 제대로 머금을 수 없고, 심장이 힘을 못 쓰면 산소를 머금은 적혈구가 제대로 몸 안을 돌아다닐 수 없으며, 적혈구가 비정상이면 아무리 깨끗한 산소가 풍부하게 들어와도 세포에 속속들이 전달하지 못합니다.

이 모든 것이 갖춰지면 허약하던 세포와 각 신체 장기, 그리고 인체의 기능들은 신선한 산소를 공급받아 건강을 되찾을 수 있습니다.

이렇듯 모든 기능이 정상화되면 교란되어 있던 면역체계가 되살아나 막강하기 이를 데 없는 암세포의 위세를 인체 스스로 무력화시키게 됩니다.

운동은 1회적으로 산소를 왕성하게 공급하는 것이 아니라 운동이 거듭될수록 산소 공급량이 점차 늘어나도록 합니다.

운동이 부족한 상태에서는 조금만 움직여도 호흡이 가빠지고 심장 박동이 빨라집니다. 이 상태가 되면 호흡과 맥박을 가다듬기 위해 쉬어야 합니다. 이것은 1회 운동으로 받아들일 수 있는 산소의 양이 그것밖에 되지 않기 때문입니다.

운동을 거듭하면 숨이 가빠지는 시점이 점점 늦어지고 따라서 호흡량도 비례해서 늘어나게 됩니다.

또한 운동을 통해 강화된 근육은 잉여 산소의 저장고 역할을 합니다. 암환자가 조금만 움직여도 숨이 헐떡거리는 이유는 의식적으로 얕은 호흡을 하고, 암세포가 산소의 유통을 방해하는 탓도 있지만, 그런 이유로 해서 체내의 저장 산소량이 절대적으로 부족하기 때문입니다.

### (2) 운동이 혈액에 미치는 효과

인체를 이루고 있는 수많은 세포는 산소와 영양분을 필요로 합니다. 폐를 통해 체내에 들어온 산소는 혈액을 통해 신체 각 부분의 세포로 전달되고, 소화기관을 통해 흡수된 영양분 역시 혈액을 통해 세포로 운반됩니다. 그뿐 아니라 세포의 대사를 통해 생성된 노폐물을 신장, 폐, 피부, 장 등의 배설기관을 통해 배설시키는 역할을 하는 것도 역시 혈액입니다.

혈액은 혈구 성분 속에 우리 몸에 침입한 세균과 바이러스 등에 대항해 싸울 수 있는 백혈구와 항체 등을 가지고 있어 우리 몸을 질병으로부터 보호하는 중요한 역할을 합니다.

건강한 신체에서 혈액은 끊임없이 인체를 순환하면서 이와 같은 역할을 하게 되는데 혈액에 이상이 생기면 산소 공급, 영양 공급, 대사순환에 큰 문제가 발생하게 됩니다.

혈액은 필요할 때 적혈구를 증가시키기도 하고 백혈구를 활성화시키기도 하며, 여러 가지 기능을 하는 효소와 단백질들이 필요할 때 마다 역할을 하게끔 유전적으로 프로그래밍 되어 있습니다.

그 프로그래밍의 기본은 왕성한 운동과 노동입니다. 이것은 수렵시대부터 농경시대를 거쳐 오는 동안 수십 만 년 동안 인간의 유전자에 각인되어 있는 내용입니다.

따라서 과거 우리 조상에 비해 운동량이 현격하게 떨어지는 현대인의 혈액은 잘 쓰지 않은 채 방치하고 있는 기계와 같습니다.

운동은 인위적으로 몸을 움직이고 에너지를 연소시키며 혈액의 산소 요구량을 증가시킴으로써 혈액이 원래의 기능을 발휘할 수 있도록 하는 역할을 합니다.

운동을 하는 직후에는 혈액 속에 산소 운반을 담당하는 적혈구 수가 5~10% 증가합니다.

이는 당장에 필요한 산소를 신속하게 운반하기 위한 것도 있지만 후속적으로 공급될 산소를 위해 미리 증가되는 부분도 있으며, 적혈구의 증가는 호흡 기능을 활성화시켜서 더 많은 산소가 체내에 흡입될 수 있도록 합니다.

운동을 통해 혈액의 기능이 촉진되면 산소 공급은 물론 영양분의 공급도 원활해지고 세포내 독소와 노폐물을 수거하여 배출하는 기능 역시 활성화됩니다.

이와 같이 운동이 혈액에 미치는 효과는 암세포의 성장을 억제하는 데 직접적인 영향을 끼칩니다.

(3) 운동이 뼈에 미치는 효과

뼈는 신체를 지탱하는 기둥 역할을 하면서, 폐와 심장, 내장 등의 주요 기관을 보호하는 것이 가장 중요한 임무입니다. 또한 뼈의 중심에 있는 골수에서는 적혈구와 백혈구를 생산하는 조혈작용을 하고 칼슘과 인 등의 무기질을 저장하고 체내에 공급하는 역할도 합니다. 인체를 움직일 수 있는 근육은 모두 뼈에 부착되어 있어서 신체 운동의 근간이 되는 것 역시 뼈입니다.

이러한 뼈의 역할들은 모두 암과 매우 밀접한 관련이 있습니다.

뼈가 약해지거나 통증이 있으면 자세가 불안정해지고 골격에 변화가 일어나게 됩니다. 그렇게 되면 신체 장기를 보호하고 있던 뼈가 오히려 이들을 압박하고 부담을 주는 결과가 발생합니다.

특히 중추신경이 자리 잡고 있는 척추뼈가 약해지거나 균형에 이상이 생기면 신체의 모든 기능에 교란이 발생하고 이는 신체 장기에 영향을 주어 암 발생과 암세포 성장의 원인이 되기도 합니다.

이보다 더 중요한 것은 뼈가 가지고 있는 조혈기능입니다.

어떤 이유로 인해 암이 발생한다고 해도 혈액의 상태가 정상적으로 유지되면 크게 걱정할 일이 없습니다. 혈액 속의 백혈구가 1차적으로 암을 퇴치하고 제어하기 때문입니다. 그러나 혈액에 이상이 발생하면 백혈구가 중심이 되는 면역체계가 약화되어 암을 제대로 제어할 수 없게 됩니다.

조혈기능에 이상이 생기면 우선 혈액의 절대량이 줄어듭니다. 따라서 혈액이 담당하고 있는 산소와 영양분의 공급이 어려워집니다. 이는 곧바로 암의 발생과 성장의 원인이 됩니다.

혈액의 이상은 혈액세포가 암세포로 오염되는 백혈병 등의 경우를 제외하고는 기본적으로 골수의 조혈기능이 정상적으로 작동하지 않을 때 발생합니다. 혈액을 구성하고 있는 적혈구, 백혈구, 혈소판 등은 항상 일정한 비율을 유지하고 있지만 필요에 따라 적혈구를 많이 생성해야 할 경우가 있고, 백혈구를 많이 만들어내야 할 때가 있습니다. 또한 백혈구 안에서도 각종 면역세포들을 필요에 따라 조절해야 하지만 조혈기능에 이상이 생길 경우 이러한 기능을 제대로 수행하기 어렵습니다.

말기 암환자의 경우 적혈구, 백혈구, 혈소판 중 일부가 부족하여 주기적으로 수혈을 받는 경우가 있습니다. 적혈구가 부족하면 호흡이 어려워지고, 백혈구가 부족하면 심각한 면역 결핍 현상이 초래되며, 혈소판이 부족하면 출혈이 발생할 경우 피가 멈추지 않아 사망에 이르게 됩니다. 또한 전체적으로 혈액이 부족해지면 혈압이 떨어지고 현기증이 생기는 빈혈 증세가 생기게 됩니다.
이러한 증세들은 암세포가 성장하면서 발생할 수도 있고, 항암치료와 방사선치료의 부작용으로 발생하기도 합니다. 특히 방사선 치료 후에는 현저한 백혈구 감소 현상이 나타나게 되고 전체적으로 뼈가 부실해지는 후유증이 생겨납니다.
운동은 뼈 조직을 자극하여 뼈를 튼튼하게 합니다.
뼈의 충실도라고 할 수 있는 골밀도를 증가시키고 뼈를 구성하고 있는 무기질을 강화시켜 인체에 무기질 공급이 원활해지도록 합니다. 뼈의 상태가 정상적으로 유지되면 조혈기능 또한 정상적으로 작동하게 됩니다.
차가버섯은 암으로 인한 조혈 기능의 이상을 정상화시키는 능력이 있습니다. 그러나 조혈기능을 포함한 뼈의 전체적인 상태와 기능을 정상화시키는 가장 강력하면서도 유일한 방법은 운동입니다.

특히 암세포가 뼈에 전이되어 있는 경우 통증과 빈혈 등으로 운동이 어려울 수 있지만, 뼈 전이 상태가 극심해서 운동이 원천적으로 불가능한 경우가 아니라면 다른 암환자들보다 더욱 필수적으로 운동을 해서 뼈의 상태를 최소한이라도 정상에 근접시키도록 해야 합니다.

뼈에 전이된 암환자는 일반적인 걷기 운동 외에 팔다리와 등, 척추를 나무나 벽에 가볍게 부딪치거나 누운 자세에서 골반을 바닥에 부딪치는 것과 같이 뼈를 자극시키는 가벼운 운동을 병행하는 것이 좋습니다.

### (4) 운동이 신경계에 미치는 효과

면역학의 대가인 일본의 아보 도오루 교수는 암을 포함하여 면역과 관련된 모든 병의 근원을 자율신경계의 부조(不調)로 파악합니다.

자율신경계는 교감신경과 부교감신경으로 이루어져 있는데 이 둘이 서로 조화를 이루지 못하고 어느 한 쪽이 지나치게 우위에 있는 상태가 지속될 경우 암을 비롯한 각종 면역계 질환이 발생한다는 것입니다. 암의 경우는 안정과 이완을 주도하는 부교감신경에 비해 긴장과 집중을 추동하는 교감신경이 지나치게 우위에 있어서, 그 상태가 인체 장기를 손상하게 하고 암에 이르게 하는 것이라고 설명합니다.

암이라는 중대한 질병을 지나치게 단순화하는 것 같은 감이 없지 않지만 암환자분들을 관찰해 볼 때나 자연의 힘으로 암을 치유한 분들을 살펴보면 매우 설득력 있는 이론이라고 할 수 있습니다.

여기에서 중요한 것은 교감신경과 부교감신경이 서로 균형을 이루어야 한다는 것입니다. 즉 교감신경이든 부교감신경이든 필요할 때 필요한 만큼 작동되고 그 역할이 끝났을 때는 다른 쪽 신경이 다시 작동해서 길게 보면 서로가 잘 조화되는 상태가 중요합니다.

교감신경이 나빠서 암을 발생시키는 것이 아니라, 교감신경과 부교감신경이 서로 번갈아가며 인체의 상태를 주도해야 하는데 교감신경 일변도가 되어버리는 것이 문제를 발생시키는 것입니다.

필요에 의해 교감신경이 작동하여 인간의 몸을 긴장시키고 흥분시키고 나면 반드시 부교감신경이 뒤따라서 몸과 마음을 진정시키고 이완시키는 사이클이 이루어져야 하는데, 주로 정신적인 스트레스로 인해 교감신경이 작동되는 현대인으로서는 긴장의 시간이 지난 뒤에 의식적으로 부교감신경을 활성화하기 위한 노력을 하지 않으면 교감신경의 활동으로 발생되는 부작용들이 쉽사리 사라지지 않고 늘 긴장상태를 유지하게 됩니다.

이것은 자율신경이 주로 육체적인 작용에 의해 작동되도록 프로그래밍 되어 있기 때문입니다.

먹이를 쫓아 산과 들을 헤매고 다니던 수렵시대에 형성된 인체의 메커니즘은 먹잇감을 찾기 위해 긴장하고, 집중하고, 걷고, 뛰는 모든 행위를 위해 교감신경이 작동하고 나면 몸과 마음이 긴장을 풀고 충분히 휴식을 취할 수 있도록 곧바로 부교감신경이 작동하도록 구조화되어 있습니다.

그러나 정신적인 스트레스는 육체 운동에 비해 부교감신경을 작동시키는 유인요소가 그리 크지 않습니다. 교감신경의 활동으로 인해 염증물질이 분비되고, 혈액의 흐름이 일부 장기에 집중되며, 체온을 떨어뜨리는 등의 부작용들이 쉽게 해소되지 않고 인체가 늘 긴장상태로 유지하게 되는 것입니다.

교감신경과 부교감신경은 육체적인 운동을 할 때 제 기능을 완벽하게 발휘하게 됩니다. 육체적인 운동은 생존을 위해 훨씬 본질적인 활동이기 때문입니다.

우선 운동을 시작하면 소모되는 에너지를 보충하기 위해 산소를 보다 많이, 그리고 빨리 공급해야 할 필요가 생깁니다. 이를 위해 교감신경이 작동하여 심장 박동수를 높여서 산소를 급속하게 흡입하도록 하며 혈액의 흐름을 빠르게 하고, 소화기관과 같이 운동과 직접적으로 관련되지 않은 기관의 혈관을 수축시켜 혈액이 운동에 집중될 수 있도록 합니다.

이런 과정 속에서도 지나친 긴장을 방지하기 위해 부교감 신경이 작동하여 심장을 진정시키고 운동으로 인한 크고 작은 통증을 완화하는 물질을 분비합니다. 이런 작용들이 자동적으로 반복됩니다.

또한 지속적으로 운동을 하게 되면 부교감신경의 작용이 더욱 활발해져서 운동량이 늘어나도 심박수와 혈압이 지나치게 늘어나지 않도록 조절하게 됩니다. 운동을 거듭할수록 견딜 수 있는 운동량의 수준이 높아지는 것은 부교감신경이 인체를 가급적 편안한 상태로 유지할 수 있도록 작용하기 때문입니다.

누구나 운동을 하고 나면 기분이 좋아집니다. 예를 들어 어떤 사람이 암벽타기를 했다면 그것이 너무 힘들어서 다른 운동을 해야지 암벽타기는 다시 못하겠다는 생각이 드는 한이 있더라도 운동 직후에는 즐겁고 편안한 기분을 느끼게 됩니다. 자신에게 적당한 운동이라면 그러한 만족감 때문에 계속 더 운동을 하게 됩니다.

그것은 운동을 할 때 비로소 인체의 자율신경계가 원래 주어진 역할을 있는 그대로 수행할 수 있기 때문입니다. 따라서 운동은 교감신경이 작동하고 나면 곧바로 부교감신경이 나서서 인체를 안정시키고, 부교감신경이 작동하고 나면 곧바로 교감신경이 나서서 지나친 이완 상태를 해소하는 자율신경의 메커니즘을 정상화시키는 역할을 하게 됩니다.

## (5) 운동이 호흡계에 미치는 효과

1931년 독일의 오토 바르부르크(Otto Warburg) 박사는 "세포 내 산소 함량이 낮아지면 세포 호흡을 담당하는 효소들이 손상되어 암 발생의 원인이 된다"는 의학적 사실을 밝혀내어 노벨의학상을 수상했습니다.

바르부르크 박사는 「암의 주요 원인과 예방」이라는 논문에서 "암의 원인은 더 이상 미스터리가 아니다. 세포 내 산소 요구량의 60% 이상이 부족해지면 암이 발생한다"라고 발표하여 산소 부족이 암의 가장 큰 원인이라는 점을 단정적으로 주장했습니다.

그는 같은 논문에서 "인체의 정상세포들은 산소 호흡으로 에너지를 얻지만 암세포는 에너지의 대부분을 발효에서 얻는다"는 사실을 밝히며, "암의 발생에는 무수한 2차적인 원인이 존재하지만 가장 주요한 원인은 인체 정상세포에서의 산소 호흡이 당분의 발효로 바뀌는 것"이라고 설명하고 있습니다.

산소 호흡으로 에너지를 생산해 왔던 호흡 효소들이 산소량 감소로 소멸되기 시작하면 세포는 살아남기 위해 당분 발효를 하여 에너지를 생산하게 되고, 이 중 일부가 암세포로 바뀌게 된다는 것입니다.

암세포는 에너지를 발효하면서 과도한 젖산을 생성하고 이는 독소로 작용해 주변의 정상세포로 가는 산소의 운반을 방해합니다.

오토바르크 박사의 이론은 발표 당시에는 큰 호응을 얻지 못했지만 이후 암세포에 대한 연구를 통해 암세포가 산소 호흡이 아닌 발효 호흡으로 생존하며 이를 위해 산소의 공급을 의도적으로 차단하는 "혐기성(嫌氣性 ; 산소를 싫어함) 세포"라는 사실이 정설로 굳어지게 됐습니다.

암세포는 스스로의 생존을 위해 발효 호흡을 하게 됐지만, 그 뒤부터는 발효 호흡을 위해 산소를 거부하고 주변의 정상세포까지 발효 호흡을 하도록 하여 암세포로 만들어버리는 성향을 가지게 됩니다.

암세포는 주변의 체온을 낮게 유지하여 혈류 속도를 저하시키고 적혈구로부터 산소가 분리되는 것을 방해하며 모세혈관으로 산소가 유통되는 것을 막습니다. 이와 같이 암환자들은 만성적인 산소 부족 상태에 놓여 있게 됩니다.

운동의 가장 큰 목적을 한 마디로 설명하면, "보다 많은 산소를 흡입하여 가장 신속하게, 그리고 가장 바람직한 형태와 과정으로 산소를 공급하게 하는 것"입니다.

운동으로 인해 발생하는 인체의 여러 가지 현상들, 즉 심장 박동과 혈류 속도의 증가, 교감신경과 부교감신경의 작동, 각종 호르몬의 생성 및 분비 등의 현상은 결국 보다 많은 산소를 흡입하여 혈액을 통해 산소가 필요한 세포로 신속하게 전달하고자 하는 목적으로 이루어지는 것입니다.

운동의 산소 공급 효과는 1회성으로 그치는 것이 아닙니다. 운동은 횟수를 거듭하면서 한 번에 흡입하여 체내에 유통시킬 수 있는 산소의 양을 지속적으로 늘려줍니다. 폐 환기량은 가장 힘든 운동을 할 때 일반적으로 분당 130~180리터까지 증가합니다.

이런 폐 환기량은 운동을 지속적으로 하게 되는 경우 더욱 증가하게 되는데, 규칙적으로 운동을 하는 사람들은 보통 사람들보다 많은 양의 공기를 들이쉬고 내쉴 수 있게 됩니다.

규칙적이고 지속적인 운동은 호흡에 참여하고 있는 근육인 횡격막과 늑간근육을 발달시켜 환기 능력 및 산소섭취 능력을 향상시키고 흉곽의 확장능력을 향상시켜 한 번의 호흡으로도 더욱 많은 산소를 들이킬 수 있도록 하게 합니다.

즉 운동을 할 때뿐만이 아니라 평상시에 보통 호흡을 할 때에도 이전보다 훨씬 효율적으로 많은 산소를 흡입할 수 있는 능력을 갖출 수 있게 합니다.

폐암 환자들은 기본적으로 호흡할 수 있는 폐의 용적이 정상인보다 적어집니다. 공기가 들어가야 할 공간을 암세포가 잠식하기 때문입니다. 따라서 대부분의 폐암 환자들은 호흡 곤란에 시달립니다.

그러나 폐암 환자들이 단 며칠만 지속적으로 운동을 해도 호흡곤란 현상은 쉽게 사라집니다. 운동을 통해 암세포에게 잠식당하지 않는 정상 부분의 폐의 호흡 능력이 향상되어 인체에 필요한 산소를 충분히 공급할 수 있게 되기 때문입니다.

호흡 곤란은 일반인들도 흔히 경험하는 것이지만 폐암 환자의 경우는 그것이 곧바로 생명의 위협을 느끼게 한다는 점에서 더욱 치명적인 증상입니다.

현대의학으로는 가장 다루기 어려운 암으로 분류되는 폐암이 자연요법에서는 완치 가능성이 가장 높은 암으로 평가되는 이유는 폐암 환자들이 이러한 호흡 곤란 증세를 어렵지 않게 해소함으로써 암을 극복하기 위한 실마리를 쉽게 잡을 수 있다는 것이 중요한 요인으로 작용합니다.

폐암 환자들뿐만 아니라 모든 암환자들은 대부분 호흡곤란에 시달리고, 짧고 얕은 숨을 쉽니다.

이것은 암환자들의 일반적인 현상이지만 의학적으로는 전혀 이유가 없는 현상으로 밝혀져 있습니다. 즉 체내에 암세포가 존재한다고 해서 호흡 능력이 곧바로 떨어질 이유가 없다는 것입니다.

의학적으로는 암세포가 일정 수준 이상으로 성장해서 인체 장기에 직접적인 악영향을 끼치기 이전에 발생하는 호흡곤란과 무기력 증상은 대부분 정신적인 요인에 기인하는 것으로 확인되어 있습니다.

이와 같은 의식적인 호흡곤란 현상과 짧은 호흡은 운동으로 쉽게 해결됩니다. 겨우 몇 걸음을 옮기는 것조차 힘겨워하던 분들도 1주일 정도만이라도 지속적으로 운동을 하게 되면 운동능력이 눈에 띄게 향상되는 것을 스스로 느낄 수 있습니다.

즉, 점점 더 큰 어려움 없이 운동을 하게 될 수 있게 되는데, 그 이유는 지구력과 근력이 향상되는 것도 있지만 그보다 더 근본적인 것은 호흡능력이 향상되기 때문입니다.

호흡을 의식하면서 운동을 계속하게 되면 운동할 때뿐 만이 아니라 평상시의 호흡도 매우 길고 깊어져있다는 것을 깨닫게 됩니다.

### (6) 운동이 뇌에 미치는 영향

암세포는 다양한 면역세포들을 혼란시키면서 발생하고 성장합니다. 마치 외부의 적이 침입한 것처럼 신호를 보내서 과립구로 하여금 염증을 유발하게 하여 염증을 구성하고 있는 독성물질을 양식화하고, 원래의 면역 프로세스의 경계를 오르락내리락 하면서 결국은 면역세포가 암세포를 인식하지 못하도록 만듭니다.

이러한 현상들은 모두 뇌의 작용과 연결되어 있습니다. 종양이 발전하면 대뇌 반구 피질의 기능이 여러 형태로 변화됩니다.

뇌의 이상은 신경중추의 변화를 가져오며, 이런 변화들이 신경계, 신진대사 및 호르몬 작용에 직접적인 영양을 미쳐 암세포가 더욱 성장할 수 있는 물리적 여건이 갖추어지게 됩니다.

이러한 현상은 대뇌피질의 변화로 확인할 수 있습니다. 뇌의 변화는 심지어 뇌피질 중추가 중지되는 상태에까지 이르게 되는데, 이 단계에서는 말기암 환자의 외부 자극에 대한 대뇌반구 외피의 반응이 느리고, 모순적이거나 조정적 성격을 띠게 됩니다.

즉 자극에 대한 반응이 정상적이지 않고 엉뚱한 방향으로 이루어지거나 즉각적으로 반응하지 않는다는 뜻입니다.

대뇌피질은 인간의 두뇌 가운데 가장 최근에 진화한 부위로, 빠른 계산을 담당하고 뇌의 다른 부위를 지휘하는 부위입니다.

뇌 전체에 있는 뉴런은 모두 대뇌피질과 연결되어 있으면서 다양한 정신 활동을 대뇌피질에 전달하게 됩니다. 대뇌피질은 약 100억~150억 개의 뉴런으로 구성되어 있고, 뇌 전체 무게의 40%를 차지하고 있습니다.

대뇌피질은 말 그대로 뇌의 중추기관으로서 대뇌피질에 이상이 온다는 것은 뇌 전체에 이상이 발생해 있다는 것과 같은 의미입니다.

이와 같은 비정상 상태가 극도로 악화되면 암환자가 갑자기 치매 비슷한 증세를 보이는 섬망(譫妄, delirium)이 나타나게 되며, 이 상태가 지속되면 환자의 상태는 돌이킬 수 없는 단계를 넘어서게 됩니다.

그러나 섬망과 같은 극단적인 형태의 이상이 아니더라도 정상적이라면 면역체계에 의해 처리되었어야 할 암세포가 계속 생존하고 성장하여 신체 전반에 크나큰 영향을 미치게 되는 상황 자체가 이미 뇌기능에 이상이 와있는 것을 의미합니다.

이런 상태에서 벗어나기 위해서는 우선 뇌를 건강하게 만들어야 합니다. '건강한 뇌'라는 것은 여러 가지 조건을 갖추고 있어야 하지만, 그 중 가장 중요한 것은 뇌세포의 작용이 활발하고 새로운 뇌세포가 만들어지는 활동이 왕성해야 합니다.

뇌는 천억 개에 달하는 다양한 형태의 뉴런으로 이루어져 있습니다. 뉴런은 수백 종의 화학물질을 이용하여 서로 의사소통을 하면서 인간의 모든 사고와 행위를 주관합니다.

두뇌는 일단 완전히 성장한 뒤에는 평생 변하지 않기 때문에 한 사람의 두뇌에 있는 뉴런의 숫자는 태어날 때부터 이미 정해져 있다는 것이 20세기 전반에 걸친 학계의 정설이었습니다.

그러나 최근 들어 뇌세포를 자세히 들여다 볼 수 있는 첨단 영상기구를 사용할 수 있게 되자 과학자들은 뇌세포가 재생한다는 사실을 알아냈습니다.

공교롭게도 이런 과학적 사실은 암과 관련된 연구를 통해 발견되었습니다.

뇌종양에 걸린 환자의 뇌에 염료를 투입해서 암세포가 증식하는 모습을 추적하다가, 학습, 기억과 관련된 작업을 하는 해마(hippocampus) 부분에 염료 표시가 집중적으로 몰려있는 모습을 발견했습니다. 이런 현상은 뉴런이 분열하고 증식한다는 증거였습니다. 이후 과학자들은 몸의 다른 부위와 마찬가지로 뇌의 전 부분에 걸쳐 새로운 뇌세포가 생겨난다는 사실을 확인했습니다.

중요한 것은 뇌세포의 재생이 가장 활발한 경우는 바로 운동을 할 때라는 것입니다.

이 사실은 새로운 뇌세포가 생성될 때 비료 역할을 하는 세 가지 호르몬, 즉 인슐린유사 성장인자, 혈관 내피세포 성장인자, 섬유아세포 성장인자 등이 운동을 할 때 가장 활발하게 분비되는 것을 통해 확인됐습니다. 이들을 통틀어 '세포성장인자'라고 부릅니다.

세포성장인자는 뇌에서 생성되기도 하지만 인체의 각 부분에서 생성되어 필요할 때 뇌로 투입되어 뇌세포의 재생을 촉진시킵니다.

어떤 이유로든 몸을 움직여서 운동을 하게 되면 세포성장인자가 몸의 곳곳에서 왕성하게 만들어져 혈관을 통해 뇌로 투입되며, 학습과 기억과 관련된 뇌세포의 활동을 촉진하는 역할도 함께 하게 됩니다.

나이가 들면 이 세포성장인자의 생성이 자연스럽게 줄어들면서 새로운 뇌세포의 생성이 줄어들게 되어 전체적으로 뇌세포의 숫자는 계속 감소하게 되지만, 그렇다고 해서 뇌세포의 생성이 완전히 중단되는 것은 아닙니다. 나이가 들면서 그 능력이 점차 저하될 뿐 뇌세포의 신생은 계속 이루어지고 있으며, 특히 운동을 할 때가 뇌세포의 신생이 가장 활발합니다.

운동을 할 때 뇌세포 신생의 비료와 연료 역할을 하는 세포성장인자가 왕성하게 분비되는 현상에 대해 과학자들은 운동이 생존과 직결되어 있던 원시 수렵시대의 유전자 때문인 것으로 파악하고 있습니다.

즉 사람이 몸을 움직이는 경우는 대부분 수렵을 하던 농사를 짓든 먹이를 구하는 경우이며, 이 경우 뇌의 기능은 최고의 상태에서 작동되어야 하고, 따라서 뇌세포의 활발한 작동과 세포의 신생에 필요한 세포성장인자들의 수요가 커져서 이들이 왕성하게 생성된다는 것입니다.

200만 년 전의 호모 사피엔스 시절에서 만 년 전의 농업혁명에 이르기까지 살았던 모든 인간은 사냥과 채집을 통해서 식량을 구했습니다. 그들은 강도 높은 신체 활동을 한 뒤 며칠간 휴식을 취하는 형태, 즉 폭식과 기아가 반복되는 삶을 영위했습니다.

그러나 그 당시의 인류에 비해 현대인들은 훨씬 더 많은 칼로리를 섭취하면서 운동량은 불과 40% 미만에 불과합니다. 강도 높은 프로그램에 따라 매일 30분씩 운동을 한다 해도 우리의 유전자에 내장된 에너지 소모량의 반도 사용하지 못합니다.

오늘날에는 식량을 구하는 데 그만큼 많은 에너지를 소모할 필요가 없습니다. 더군다나 다음에 먹을 식량을 어디서 찾을 것인지 궁리하기 위해 두뇌를 사용할 일은 더더욱 없습니다. 이런 상황은 불과 한두 세기 전부터 시작된 데 반해서 생물학적인 진화는 수만 년에 걸쳐서 이루어진 것입니다.

바로 여기에서 우리의 생활방식과 유전자의 괴리가 발생합니다.

따라서 우리가 인위적으로 운동을 하는 것은 우리 몸의 상태를 유전자에 각인된 형태로 근접시켜 주는 것이며, 운동을 하게 되면 뇌 기능을 활성화시키고 뇌세포의 신생을 촉진하는 물질들이 자동적으로 왕성하게 분비되는 것은 바로 이런 이유 때문입니다.

## (7) 암환자의 운동

운동의 목적은 혈액의 흐름을 원활하게 하고, 체온을 상승시키고, 체내에서 물질과 에너지가 분해되고 합성되는 과정인 대사(metabolism) 기능을 향상시키며, 근력과 지구력을 향상시키는 등의 여러 가지가 있지만, 이들은 모두 운동 에너지를 확보하기 위해 더 많은 산소를 체내로 흡입하기 위한 활동 그 자체이거나, 보다 많은 산소가 들어와서 생기는 생체적인 결과들입니다.

결국 운동의 궁극적인 목표는 더 많은 산소를 받아들이는 것입니다. 특히 암환자의 운동은 산소의 흡입에 더 큰 비중을 두어야 하며 기록이나 승부를 위해 운동을 하는 선수들이나 취미로서의 운동, 혹은 단순히 근력을 키우기 위한 운동과는 구별하여 생각해야 합니다.

### - 유산소 대사와 무산소 대사

누구나 운동을 하면 운동을 하지 않을 때보다 더 많은 산소를 흡입하게 됩니다. 그러나 평소에 운동부족의 상태에 있는 사람은 나름대로 열심히 운동을 해도 순간적으로 받아들일 수 있는 산소의 양이 제한되어 있습니다. 산소를 받아들일 그릇도 작고, 산소를 끌어당길 펌프도 약한 상태이기 때문입니다.

그래서 운동을 꾸준히 반복하여 산소의 순간 섭취량을 늘리는 것을 첫 번째 목표로 삼아야 합니다.

가끔씩 운동을 해서는 산소 섭취량을 늘릴 수 없습니다. 안 하는 것보다는 낫겠지만 암세포가 제압될 만한 양의 산소를 받아들이기에는 턱없이 부족한 상태가 항상 지속될 수밖에 없습니다.

꾸준히 반복적으로 운동을 해야 암세포를 제어하기에 충분한 산소를 받아들일 수 있는 수준에 도달할 수 있습니다.

이때 가장 중요하게 유념해야 할 것이 무산소 대사와 젖산의 생성입니다. 운동 에너지는 산소로 지방, 단백질, 탄수화물, 포도당 등의 다양한 에너지원을 연소시키는 방식으로 발생됩니다. 이것이 유산소 대사입니다.

그런데 순간 운동량이 일정 수준을 넘어서면 호흡으로 공급되는 산소만 가지고는 충분한 에너지를 얻을 수 없는 단계에 이릅니다. 이때부터는 포도당을 발효하여 에너지를 구하게 됩니다. 이것을 무산소 대사라고 합니다.

유산소 대사를 하게 되면 그 부산물로 이산화탄소가 발생하지만, 무산소 대사를 하게 되면 젖산이라는 부산물이 생깁니다. 젖산은 우리가 잘 알고 있는 피로물질입니다.

이산화탄소는 호흡을 통해 쉽게 배출시킬 수 있지만 젖산은 체내에 머물게 되고 이를 제거하기 위한 별도의 생리작용이 필요하게 됩니다.

1차적으로 젖산의 폐해는 운동을 지속하기 어렵게 한다는 정도이지만, 암환자에게는 그 의미가 다릅니다.

젖산 자체가 강력한 발암물질입니다.

또한 일반인의 경우는 젖산이 생성되어도 쉽게 해소되고, 젖산을 해소하는 과정에서 근력이 강화되는 효과가 있어서 완전히 나쁘기만 한 것은 아니지만, 암환자의 경우는 해소 능력도 떨어져 있어 일단 젖산이 생성되면 오랜 시간 동안 체내에 머물러 있으면서 암세포의 성장을 돕는 독성물질로서 작용하게 됩니다.

젖산보다 더 중요한 것이 무산소 대사입니다.

무산소 대사란 결국 산소가 모자라서 세포가 발효 대사를 하는 것입니다. 이것은 산소 결핍으로 암세포가 발생하고 성장하는 상황과 동일합니다. 따라서 무산소 대사가 발생할 단계를 넘어서까지 운동을 하게 되면 산소 결핍 상황이 조성되어 오히려 암세포의 성장을 촉진할 위험성이 있습니다.

무산소 대사는 순간적으로 많은 에너지가 소모될 때 발생합니다. 즉 운동의 초기에는 산소의 요구량과 흡입량이 균형을 이루어 유산소 대사가 이루어지지만 운동량이 많아지면 산소 흡입량보다 요구량이 많아져서 무산소 대사로 전환하게 됩니다.

그래서 우선 순간적으로 많은 에너지가 소모되는 운동은 피해야 합니다. 사실상 걷기 이외의 모든 운동이 여기에 해당합니다.

일반인 기준으로 분당 산소 섭취량이 5리터 내외인데 반해 가장 순간 에너지가 많이 소모되는 100m 달리기의 경우 분당 산소 요구량은 30리터에 달합니다.

따라서 달리기 운동이나 테니스, 탁구, 축구 같은 구기 운동, 그리고 역도, 헬스클럽의 웨이트 트레이닝 코스와 같은 강도 높은 근력운동도 피하는 것이 좋습니다.

운동을 하게 되면 근육이 뻐근해집니다. 그것이 바로 젖산이 생성된 결과입니다. 그래서 운동을 하더라도 다리가 지나치게 뻐근해져서 며칠 드러누워야 할 정도로 운동을 해서는 안 됩니다.

그러나 그렇다고 해서 조금도 뻐근한 느낌이 없도록 운동을 하는 것도 곤란합니다.

왜냐하면 산소를 흡입할 수 있는 양을 지금 시점보다 늘리려면 운동량을 늘려야 되고, 운동량을 늘리기 위해서는 젖산이 생겨서 이를 회복시키는 과정이 반드시 필요하기 때문입니다.

만약 근육이 뻐근한 느낌이 전혀 들지 않은 수준에서 운동을 계속하면 산소를 흡입하는 양도 늘어나지 않고, 운동을 하지 않을 때보다 조금 더 많은 산소를 받아들이는 정도에 머물 수밖에 없습니다.

젖산을 청소하기 위해 분비되는 물질은 세포의 노폐물이나 활성산소와 같은 유해물질도 함께 청소를 합니다.

또한 암환자에게 매우 소중한 호르몬인 엔돌핀은 젖산이 생기기 시작하는 순간에 자동적으로 분비됩니다. 젖산으로 인해 발생하는 근육의 통증을 완화하기 위해서입니다. 운동을 한 후에는 피곤하더라도 기분이 좋은 이유는 바로 이 엔돌핀이 통증을 줄이기 위해 분비되기 때문입니다. 따라서 어느 정도의 젖산이 생기는 것은 반드시 감수해야 합니다.

- 무산소의 문턱

운동을 통한 에너지 대사가 유산소 대사에서 무산소 대사로 넘어가게 되면 젖산이 생성되기 시작하고 근육에 무리가 가기 시작하므로 미세한 근육파열이 일어납니다. 그러나 젖산이 해소되고 미세하게 파열된 근육이 다시 회복하는 과정을 통해 근육은 더 단단해지고 더 많은 운동을 할 수 있는 능력이 확보됩니다. 이것이 바로 근력과 지구력입니다.

근력과 지구력을 확보하는 것은 보다 더 많은 산소를 흡입할 수 있는 능력을 계속 상승시키기 위해 반드시 필요합니다. 이를 위해서는 유산소 대사와 무산소 대사의 경계를 반드시 넘어갔다가 와야 합니다.

유산소 대사와 무산소 대사의 경계를 운동생리학에서는 Anaerobic Threshold (AT)라고 부릅니다. 우리말로 바꾸면 〈무산소의 문턱〉 혹은 〈무산소 대사로 넘어가는 문턱〉 쯤으로 번역할 수 있을 것입니다. AT는 분당 최대 산소 섭취량을 기준으로 하여 젖산이 생성되기 시작하는 시점에서의 산소 섭취량의 비율로 표시합니다. 예를 들어 일반인의 분당 최대 산소 섭취량은 2.5리터 정도인데 보통의 경우 이것의 50~65% 수준인 분당 1.25~1.65리터 정도가 흡입되기 시작하는 순간부터 젖산이 생성됩니다.

그래서 일반인의 AT는 50~65%로 얘기합니다. 운동선수의 AT는 75%이고 그 중에서 마라톤 선수의 AT는 85%입니다.

마라톤 선수의 최대 산소 섭취량은 5리터 정도 됩니다. AT가 85%라는 것은 4.25리터 정도를 1분에 들이킬 정도로 숨을 헐떡거리면서 운동을 해도 젖산이 생성되지 않고 유산소 대사를 통해 에너지를 만들어 운동을 할 수 있다는 얘기가 됩니다.

반면에 일반인의 AT가 50~65%라는 것은 겨우 1.5리터쯤의 산소가 들어갈 정도로 숨이 가빠지면 젖산이 생기기 시작해서 더 이상의 운동을 하기 힘든 상태가 된다는 뜻입니다.

근육에 무리를 주지 않고 들이킬 수 있는 산소의 양이 3배 정도 차이가 나게 됩니다.

(최대 산소 섭취량은 체중에 따라 달라지도록 계산이 되어 있습니다. 이 글에서는 모두 60kg의 체중을 기준으로 했습니다.)

산소 섭취량이 늘어나면 호흡이 가빠지고 심장 박동이 빨라집니다. AT가 높아진다는 것은 일정 수준 이상으로 호흡이 가빠지고 심장 박동이 빨라져도 지치지 않고 운동을 계속할 수 있다는 얘기이며, 따라서 흡입할 수 있는 산소의 양도 그에 비례하여 늘어나게 됩니다.

그러므로 단 한 움큼의 산소도 아쉬운 암환자의 운동도 AT, 즉 무산소 대사로 넘어가는 문턱을 계속 높여갈 필요가 있습니다.

그러자면 근력과 지구력을 강화시켜야 하고, 근력과 지구력을 키우려면 무산소 대사의 문턱을 살짝 살짝 넘나들어야 합니다.

그래서 암환자의 운동은 너무 심하게 해서도 안 되고, 너무 약하게 해서도 안 됩니다. 무산소 대사의 문턱을 살짝 넘나드는 수준이 가장 적절한 수준의 운동이 됩니다. 즉 〈대부분의 유산소 대사 + 약간의 무산소 대사〉, 이것이 가장 적절한 운동 형태의 조합입니다.

참고로 일반인의 경우에는 유산소 대사와 무산소 대사를 반반 정도로 섞는 것이 가장 적합한 운동으로 평가되고 있습니다. 즉 천천히 달리다가 갑자기 전속력으로 달리고, 다시 천천히 달리다가 전속력으로 달리는 것을 반복하는 것이 가장 효과적인 운동으로 알려져 있습니다.
이런 운동 방식을 인터벌 트레이닝이라고 하고, 많은 분들이 중고등학교 체육시간에 이런 형태의 운동을 해본 경험이 있을 것입니다.

- 한 호흡 당 여덟 걸음 (무산소 문턱의 기준)
문제는 무산소 대사의 문턱을 어떻게 파악하느냐는 것입니다. 일반인의 경우는 그런 것이 있다는 정도만 알고 있으면 되지만, 암환자는 그 문턱을 최대한 정확하게 파악해서 너무 지나치게 멀리 넘어가지 않도록 조절을 해야 합니다.
그 문턱을 파악하는 방법이나 기준에 대해서는 아직 과학적으로 제시된 바가 없습니다. 어떤 연구자는 심박수를 기준으로 제시하기도 하고, 또 다른 연구자는 근육통이 느껴지는 순간을 그 문턱으로 판단하기도 합니다.
특히 암환자들은 운동능력이 매우 떨어져 있고 운동으로 인한 변화가 일반인들과는 다른 양상으로 전개될 가능성이 항상 있으므로, 만약 무산소 대사의 문턱을 파악하는 기준이 일반적으로 제시되어 있다고 해도 이를 똑같이 적용시킬 수는 없습니다.
오랜 기간 동안 암환자의 운동을 관찰하면서 차가원에서 파악하고 있는 기준은 〈한 호흡 당 여덟 걸음〉 입니다. 즉 숨을 한 번 들이켜서 내뱉는 동안 여덟 걸음을 옮기는 정도의 운동 강도가 무산소 대사로 넘어가는 문턱의 기준이 됩니다.
네 걸음에 들숨을 들이쉬고 다시 네 걸음에 날숨을 내뱉는 것이 가장 정확하고 적절한 운동입니다.
한 호흡 당 옮기는 걸음 수가 줄어들면 그만큼 숨이 가빠지고 산소 요구량이 많아진다는 것을 의미하며, 무산소 대사의 문턱을 이미 넘어 있을 가능성이 높아집니다.
예를 들어 한 호흡 당 4보를 옮긴다고 하면 이것은 아주 빠른 달리기의 수준이거나 장거리 달리기의 막바지 구간의 수준입니다. 그 정도면 무산소 대사의 문턱을 엄청나게 넘어서는 수준이 됩니다.

- 운동 거리

운동 거리 역시 몸에 무리가 가지 않도록 조금씩 조금씩 늘려 나가야 합니다. 그러나 같은 거리를 매일 반복해서는 안 되고 반드시 조금이라도 거리를 늘려가야 합니다.
운동을 시작할 때는 이전부터 운동을 열심히 하셨던 분이든, 운동과는 담을 쌓고 지내셨던 분이든, 모두 처음 시작한다는 마음으로 기준을 잡고 계획을 세워서 운동을 해나가야 합니다. 그날그날 내키는 대로 어떤 날은 많이 걸었다가 어떤 날은 걷다 마는 식으로 들쭉날쭉해서는 안 됩니다.
처음에는 아주 편안한 마음으로 부담 없이 갈 수 있는 최대한의 거리까지 가봅니다. 힘든 것을 잘 견디는 분도 있고 그렇지 않은 분도 있겠지만, 어쨌든 각자의 체력과 성격에 따라 이 정도까지는 견딜 수 있겠다 싶은 거리까지 가보고 그것을 운동의 기준으로 삼습니다. 이때 많은 거리를 가는 것에 욕심을 내지 말고 2~3시간에 걸쳐서 갈 수 있는 최대의 거리를 측정하는 마음으로 기준을 잡습니다.

그리고 그 다음 날부터 기준 거리에서 일정 거리씩 매일 늘려 나갑니다. 차가원에서의 기준은 최초의 기준 거리를 잡은 다음에 매일 100미터씩 늘려나가는 것으로 잡고 있습니다.

환우분의 상태에 따라 50미터씩 늘리기도 하고, 150미터, 200미터씩 늘리기도 하지만, 일단 기준은 매일 100미터입니다. 그렇게 열흘 동안 늘려 간 다음 사흘은 100미터씩 줄여서 갑니다.

즉 기준 지점이 1km 지점이었다면 열흘 뒤에 2km 지점까지 도달한 뒤에 열 하루째는 1.9km, 열 이틀째는 1.8km, 열 사흘날은 1.7km를 운동합니다. 그리고 14일째는 다시 1.8km로 늘려서 매일 100m씩 늘려 나갑니다.

이렇게 거리를 증가시켰다가 며칠 줄였다가 다시 늘리는 것을 반복하는 이유는 앞에서 설명한 것처럼 몸을 적응시켜가면서 무산소의 문턱을 조금씩 늘려나가는 측면도 있고, 암세포가 운동으로 인한 신체의 호전에 적응할 틈을 주지 않기 위한 측면도 있습니다.

암환자분들이 자연요법을 실행하게 되면 아주 심한 경우가 아니면 어떤 형태로든 병세가 호전되는 것을 경험하게 됩니다. 그러나 또한 거의 예외 없이 호전되는 듯 하다가 갑자기 악화되는 과정을 겪게 됩니다.

대개 호전추세가 명확하고 급속한 경우일수록 다시 악화되는 경우가 많고 악화의 정도도 큽니다.

예를 들어 연세가 많아서 운동량을 늘리는 데 한계가 있는 환우들은 호전의 추세나 속도가 느린 반면 악화되는 빈도가 낮으면서 악화의 정도도 그리 크지 않아서 긴 시간을 두고 호전되는 반면, 연령이 젊고 비교적 신체 상태가 좋거나 평소에 운동에 자신 있는 분의 경우 급속하게 호전이 되다가 갑자기 악화되는 경우가 많습니다.

호전되다가 다시 악화되는 것은 암 치유에 있어서 어떤 점에서는 필연적인 것이고 다반사에 해당하지만, 문제는 단순히 병세가 악화되는 것에 그치지 않고 갑작스런 악화의 결과로 혈전이 생긴다거나 소화기관에 이상이 생긴다거나 하는 돌발 변수가 생길 수 있다는 것입니다.

따라서 호전과 악화의 진폭이 너무 커지지 않도록 신체를 잘 조절하는 방법이 열흘 동안 100m씩 늘려 나갔다가 사흘 동안 100m씩 줄여 나가는 식의 방법으로, 그동안의 경험으로 볼 때 가장 무리 없이 호전 추세를 이어나갈 수 있는 방법입니다.

특히 열흘 동안 늘려 나간 뒤 사흘 동안 줄여 나가는 기간은 일종의 휴식 기간에 해당하는데, 운동은 운동대로 하면서도 전체적인 컨디션이 대단히 가벼워지는 것을 느낄 수 있습니다. 개인의 상태나 성격에 따라 늘렸다가 줄여나가는 주기와 거리는 가감이 있을 수 있습니다.

- 호흡과 운동과 정신의 일치

한 호흡 당 여덟 걸음, 즉 네 걸음에 들숨을 들이쉬고 네 걸음에 날

숨을 내쉬는 것은 생각처럼 쉽지 않습니다. 처음에는 어렵지 않지만 조금만 걷다보면 숨이 가빠지기 시작해서 들숨의 속도가 빨라집니다. 이런 상태가 지속되면 지금까지 말씀드린 무산소의 문턱에 너무 빨리 도달해서 쉽게 지치고 근육통이 빨리 오기 시작합니다.

들숨의 속도가 빨라지는 것이 느껴지면 걷는 속도를 조금 조정하거나 잠시 쉬면서 걸음과 호흡의 속도를 계속 맞춰나가는 것이 중요합니다. 그렇게 하자면 정신은 항상 내딛는 걸음과 호흡에 집중해야 합니다.

자연을 만끽하며 자유로운 기분으로 운동하는 것도 좋지만 아주 특별한 경우가 아니라면 매일 같은 길을 걷게 되는 것이 대부분인 암환자의 운동에서 항상 들놀이를 즐기는 것과 같은 기분을 느끼는 것은 큰 의미가 없습니다.

걸음과 호흡에 집중해서 걷다보면 걸음의 속도와 걷는 거리에 비해 호흡의 상태가 점차 안정되는 것을 확인할 수 있습니다. 조금 더 빨리 걷고, 조금 더 멀리 걸어도 호흡은 항상 편안한 상태가 유지됩니다. 운동을 하는 동안 편안한 호흡의 상태가 깨지지 않도록 호흡에 집중해야 합니다.

또한 걷는 동안 늘 깊은 호흡을 할 수 있도록 유념해야 합니다.

암환자는 습관적으로 얕은 호흡을 하기 때문에 가만히 앉아서 깊은 호흡을 하는 것도 처음에는 노력이 꽤 많이 필요한 부분입니다. 따라서 운동을 할 때는 깊은 호흡이 더욱 어려워집니다.

그래도 깊은 호흡을 끝까지 유지하는 것이 매우 중요합니다. 깊은 호흡을 하다보면 그 자체로 숨이 가빠오게 됩니다. 그럴 때는 잠시 숨을 고르고 다시 깊은 호흡을 할 수 있도록 해야 합니다.

그리고 약속된 걸음과 호흡이 진행되는 동안 몸의 변화에도 신경을 기울이시기 바랍니다.

숨이 들어가면 허파꽈리가 산소를 붙잡고 혈액이 이것을 건네받아서 심장으로 전달하고, 다시 심장의 펌프질로 산소를 머금은 혈액이 전신에 흐르면서 말단 세포마다 골고루 산소를 전해주고, 산소를 받아들인 세포가 이산화탄소와 노폐물과 독소 등을 혈액에 전달하면 노폐물과 독소는 간과 신장이 거르고 이산화탄소는 심장을 거쳐 폐로 전달된 다음 날숨을 통해 바깥으로 배출되는 과정을 머릿속에 그려보십시오.

몸을 구성하고 있는 모든 세포가 신선한 산소를 받아 환하고 활기찬 상태가 되고 인체의 장기들은 훨씬 더 왕성하게 원래의 기능을 발휘하며, 세포 속에 잠겨있던 불순물과 독소들이 신속하게 처리되고 배출되는 모습을 함께 머릿속으로 그려봅니다.

운동을 통해 들이킨 신선한 산소는 순간순간 우리 몸에 여러 가지 변화를 일으킵니다. 그런 모습을 우리가 눈으로 볼 수가 없어서 머릿속으로 그려보는 노력을 해보지만 그것은 실제로 우리 몸에서 벌어지고 있는 현상입니다.

운동을 하면서 걸음과 호흡에 집중하고 운동을 통한 신체 내부의 변화를 느끼기 위해 노력해야 하는 이유는, 운동이 단순한 육체적 변화, 즉 혈류의 변화, 근육의 변화, 세포의 변화만 유발하는 것이 아니고, 육체의 변화를 관장하는 정신과 뇌의 변화도 함께 유발하며 이것이 육체의 변화보다 훨씬 더 중요한 의미를 지니기 때문입니다.

앞의 〈운동이 뇌에 미치는 영향〉이라는 글에서 운동이 수십만 년 동안 인간의 유전자에 각인된, 그러나 최근 수십 년, 백 년 동안 인간의 생활에서 멀어져있던 정신과 육체활동을 복원하는 의미가 있다는 말씀을 드린 바 있습니다.

암환자의 운동은 신체의 변화를 통해 암을 제어하고자 하는 것이 기본적인 목표이지만, 그것은 세상에 없던 특별하고 비상한 방법이 아니라 원래 인간이 그렇게 되도록 프로그래밍 되어 있었으나 제대로 작동하지 않고 있던 정신과 육체의 유기적인 시스템을 정상으로 복원시키기 위한 행동입니다.

정신(精神)을 뇌세포의 활동으로 봐도 좋고, 육체와는 다른 차원에 있는 어떤 힘이라고 봐도 좋지만, 어쨌든 인간의 몸에서 벌어지는 모든 현상은 단순한 세포와 근육과 신경의 작용이 아니라 신체와 정신과의 상호 작용을 통해 벌어지는 현상입니다.

책을 보고 어떤 지식을 암기하는 단순한 정신 활동도 새로운 뇌세포를 생성하기 위한 물질들이 목 아래에 있는 신체 장기에서 만들어져 뇌로 진입되어야 가능한 활동입니다.

또한 호흡이 가빠지고 혈류가 빨라지는 등의 육체적인 현상도 감정 변화를 통해 뇌의 통제에 의해 벌어지는 현상입니다.

암을 단순하게 정의하자면 비정상세포를 통제하는 기능에 이상이 발생한 것으로 말할 수 있습니다. 이것은 비정상세포를 통제하기 위한 뇌와 신체 세포와의 교감에 문제가 발생한 것을 의미합니다.

면역세포는 끊임없이 뇌와 교감하면서 판단하고 행동합니다. 모든 세포의 단백질을 확인한 뒤 정상세포인지 비정상세포인지를 판단하고, 비정상세포인 것이 확인되면 뇌에 신호를 보낸 다음 뇌의 지령을 받아 공격합니다.

뇌는 면역세포의 신호를 보고 공격 지령을 내리고 다른 면역세포로 하여금 필요한 역할을 하도록 지원 명령을 내립니다.

암은 이러한 시스템에 오류와 혼란이 발생해서 생기는 것입니다.

암환자의 운동이 가지는 첫 번째 목표는 보다 많은 산소를 흡입해서 신체의 활동과 기능을 활성화시키는 것이지만, 그것보다 더 높은 차원의 목표는 운동을 통해 정신과 뇌를 각성시켜서 오류와 혼란이 발생한 뇌와 신체와의 연결고리를 정상화시키는 데 있습니다.

그러기 위해서는 마음 따로 몸 따로, 정신 따로 육체 따로가 아니라 운동을 통해 일어나는 신체의 변화를 정신이 항상 느끼고 주시하는 상태를 유지할 수 있어야 합니다.

주의해야 할 점은 어떤 순간에서든 심한 근육통이 온다거나, 갑자기 식욕이 떨어진다거나, 탈진하는 듯 한 현상이 생긴다거나, 어떤 식으로든 크게 무리가 온 듯한 현상이 생기면 즉시 운동을 중지하고 하루 이틀 정도 완전 휴식을 취한 다음 다시 처음부터 시작해야 합니다.

무리한 상태에서 계속 운동을 진행하게 되면 지금까지 설명 드린 여러 가지 역효과들이 더욱 크게 나타나게 됩니다.

- 거꾸리 운동 ( 반복해서 게재합니다 )
암은 인체의 면역체계가 교란되어 제 기능을 발휘하지 못하는 병증입니다. 면역체계의 교란은 암의 원인이기도 하지만 암의 결과이기도 합니다. 역시 어느 쪽이 달걀이고 어느 쪽이 계란인지는 판단하기 어렵지만 면역체계의 교란은 결국 뇌기능의 이상을 의미합니다.
암세포를 암으로 인식하지 못하고, 공격해야 할 세포를 오히려 보호하려 하고, 그러느라 정상세포로 하여금 산소도 조금 받아들이고 영양분도 조금만 받아들일 수밖에 없는, 당치도 않은 고통분담을 강요하는 것 역시 뇌입니다.
암을 극복하기 위한 자연요법적인 노력의 궁극적인 목표는 이처럼 정상을 이탈한 뇌를 각성시키는 것입니다. 신체를 움직여 산소공급의 수요를 발생시키고, 호흡운동으로 산소유통과 혈액순환을 강제적으로 촉진시키며, 지압매트로 발바닥을 자극하는 등의 모든 행위는 결국 뇌에게 얼른 정신 차리라는 강력한 사인을 보내는 행동입니다.
차가버섯이 암환자에게 좋은 이유 중에 매우 중요한 것 하나가 뇌의 정상화를 유도한다는 것입니다. 차가버섯을 복용하면 뇌의 상태가 확연하게 호전되고 뇌의 기능이 빠른 속도로 정상화됩니다.
뇌를 각성시키고 뇌의 기능을 정상화시키기 위한 가장 직접적인 방법이 물구나무서기입니다. 중력의 힘을 빌려 인체 내의 혈액이 뇌 쪽으로 더 가게끔 강제적으로 밀어붙이는 방법입니다. 혈액이 뇌로 몰리면 혈액이 담고 있는 산소와 각종 영양분이 뇌에 집중적으로 공급됩니다. 또한 혈관의 팽창이라는 물리적인 변화도 뇌의 각성을 촉진합니다.

물구나무서기를 하면 뇌의 지시를 받는 신체도 정신이 번쩍 들지만 뇌 자신도 정신이 번쩍 듭니다. 그리고 순간적이지만 피가 온 몸을 힘차게 돌고 있는 것을 강렬하게 느낄 수 있습니다.

그러나 암환자에게 180도 물구나무서기는 곤란합니다. 암환자의 뇌에게 너무 많은 것을 갑자기 요구하는 것과 같습니다.

암환자들은 거꾸리 기구를 이용하여 15~20도 정도 몸을 반대로 기울여주면 뇌의 활성화에 크게 도움이 됩니다. 몇 번 하다 보면 너무 시원하고 상쾌해서 자꾸 각도를 더 크게 기울이고 싶어집니다. 아무리 몸이 좋아지는 것 같아도 신체가 암으로 인한 병증을 완전히 벗어나기 전까지는 15~20도 이상을 넘지 말아야 합니다.

그러나 거꾸리 운동은 프로그램을 처음 실행하는 환자들에게는 금지입니다. 차가버섯자연요법의 프로그램으로 몸이 최소한의 정상화 경향을 나타낸 뒤에 해야 합니다. 환자에 따라 다르겠지만 보통 운동과 호흡, 차가버섯 복용 등의 기본적인 프로그램을 2주 정도 수행한 후에 시작하는 것이 좋습니다.

거꾸리 운동은 실제로 차가원 생활을 통해 완치 혹은 호전의 성과를 얻으신 분들이 차가버섯 관장과 함께 가장 만족해하고 적극성을 띠는 운동 중의 하나입니다.

- 니시운동

니시운동은 일본의 니시 가쓰조(西勝造) 박사가 창안하고, 그의 제자 와다나베(渡邊)박사와 그의 일가족이 발전시킨 니시의학(西醫學) 중에서 척추를 곧게 펴 주고, 전신에 걸친 모세혈관까지 혈액순환이 원활해지도록 하는 운동요법으로 제시된 것입니다.

이 글에서는 야외 운동이 어려울 때 이를 대체하기 위한 운동요법으로 소개하지만, 그 자체로 운동효과가 높고 운동량이 대단히 많은 수준 높은 운동요법입니다.

### 붕어(金魚)운동

두 팔을 목 뒤에서 깍지 끼고 똑바로 누워 발끝을 당긴 채 마치 붕어가 유영하듯 허리와 둔부를 좌우로 흔듭니다.

붕어운동은 척추를 바로잡아 주어 신경계에 영향을 주며 장의 운동을 도와주는 역할을 하므로 암환우에게도 권할만한 운동입니다. 차가버섯 관장 시에 병행을 할 수 있다면 더 좋은 효과를 기대할 수 있습니다.
또한 복부비만 제거에도 일조를 하며 위장병을 비롯하여 각종 부인병 등 복부에 위치한 장기와 관련된 질환의 예방 및 치료에 효과가 있습니다.

**모세혈관(毛管)운동**

딱딱한 베개(경침)를 베고 누워 두 손과 두 발을 가능한 한 수직으로 곧게 뻗은 다음 발바닥을 젖혀 수평으로 합니다. 이 상태에서 2분 정도 손발을 진동시킵니다.

인체 모세혈관의 60% 이상이 모여 있는 팔과 다리를 심장보다 높이 들고 흔드는 1~2분간의 모관운동을 통해 모세혈관 기능을 높여줌으로써 몸 전체의 혈액순환체계를 강화시켜 주므로 암환우의 경우에도 혈류개선 효과를 기대할 수 있습니다.

또한 심장병, 고혈압, 동맥경화, 신장질환의 예방과 치료에 효과가 있습니다.

**합장합척(合掌合蹠)운동**

똑바로 누워 두 손바닥과 두 발바닥을 마주 댑니다. 두 손은 머리위로, 두 발 역시 마주 댄 채 50~60cm 정도 뻗었다가 다시 되돌아오는 동작을 2, 3분간 반복한 후 3~10분간 쉬는 것을 반복합니다.

여성질환의 암종인 경우에 특히 도움이 되며, 여성의 임신 및 출산과정에서 생길 수 있는 자궁후굴이나 태아의 이상체위 등 비정상 상태를 건강하게 되돌려주는데 효과가 있습니다.

**등배(背腹)운동**

허리를 좌우로 흔들어 흉추와 요추의 비틀림을 교정하면서 아랫배를 내밀었다가 당기는 동작을 통해 교감신경과 부교감신경을 동시에 활성화시킨다는 원리입니다.

등배운동은 무릎을 꿇고 앉아 상체를 좌우로 흔드는데 좌우 끝 지점에 도착할 때마다 아랫배에 약간의 힘을 주어 앞으로 내민다. 1분에 50~55회(왕복)를 기준으로 10분 동안 행합니다.

# 제 6장 식사요법

식사요법은 항암의 가장 기본이 됩니다.

이는 생존과 생활을 위해 식사가 가장 기본이 되는 것과 같은 이치입니다. 따라서 "식사요법"과 같이 방법론적인 용어를 붙이는 것이 적당하지 않은 느낌이 들 정도로 기본적이고 기초적인 것입니다.
좁은 의미의 식사요법은 항암에 직접적으로 도움을 주고 암세포의 발생과 성장을 촉진하는 성분을 식사에서 제거하는 것이지만, 음식 섭취의 가장 기본적인 목적이라고 할 수 있는 생존과 생활을 위한 영양 공급 또한 항암을 위해서 더없이 중요한 의미를 지니게 됩니다.

식사요법의 목표는 크게 세 가지입니다.
식사는 기초적인 생존조건을 확보하는 것입니다.
암을 이겨내기 위한 항암 투병도 기본적으로 생존이 기반되어야 가능합니다. 아무리 훌륭한 항암 방법론과 명약이 있다고 해도 생명을 유지하고 최소한의 움직임을 가능하게 하는 기초적인 체력이 뒷받침되지 않으면 아무런 소용이 없습니다.

식사요법의 첫 번째 목적은 "살기 위해서 먹는 것"입니다.
따라서 식사가 어려운 분들은 식사가 가능하도록 해야 하고 더 나아가 즐거운 식사가 될 수 있도록 노력을 기울여야 합니다.

암환자들 중에서 양이 적더라도 끼니마다 식사가 가능한 분들은 이 조건을 충족하고 있는 것이지만, 많은 암환자들이 식사 자체가 어렵거나, 식사가 가능하더라도 음식의 맛이나 식사의 즐거움과는 전혀 무관하게 음식을 섭취해야 하는 고통에 시달리고 있습니다.
이러한 상태는 그 자체가 이루 말할 수 없는 고통이지만 암의 호전과 극복을 위해 가장 우선적으로 해결해야 하는 과제입니다.
두 번째는 충분한 영양공급입니다.
항암의 과정은 신체의 비정상 상태를 정상으로 회복시키는 과정입니다. 암세포의 존재와 관계없이 정상세포가 더욱 정상적으로 성장하고 발육할 수 있도록 하고, 신체 장기가 정상적으로 작동할 수 있도록 그에 필요한 영양분이 충분히 공급되어야 합니다.
암환자들은 편식 습관이 있거나 간이식 위주의 식생활을 영위하거나 식사를 급하게 하는 식습관을 가진 분들이 많습니다. 이러한 습관들은 정상적이고 균형 있는 영양 공급을 불가능하게 하는 식습관입니다.
적절한 육식과 채식, 주식과 부식을 고루 섭취할 수 있도록 식단을 준비하고 식생활을 바꾸어가야 합니다.
세 번째는 항암성분을 함유하고 있는 식품들을 집중적으로 섭취하면서, 동시에 암의 발생과 성장을 촉진하는 성분이 음식의 섭취를 통해 체내에 유입되는 것을 막는 것입니다.
일반적으로 "식사요법"이라고 부르는 것은 이 목적을 위해 이루어지는 식사 방법론을 얘기하는 것으로서 항암을 위한 식사요법에서 가장 적극적인 의미와 기능을 지니고 있습니다.

현대에 이르러 암 발생률이 급증하고 날이 갈수록 그 증가추세가 꺾이지 않는 현상은 수 만년 동안 이어져온 인류의 식습관이 인구의 증가와 산업화로 인해 급격하게 변화하여, 인체가 암을 제대로 처리할 수 있는 기능을 유지하는 데 도움을 주는 음식 대신, 암 발생과 성장을 촉진하는 성분으로 이루어진 신종 식품들이 식탁을 차지하게 된 것이 직접적으로 작용하고 있습니다.

이러한 목표는 항암성분을 가진 새로운 식재료나 음식을 개발하는 노력을 들일 필요 없이 우리의 식습관과 식생활을 산업화 이전에 우리의 조상들로부터 내려오던 전통의 식생활로 환원하는 것으로 충분히 성취할 수 있습니다.

암세포의 성장을 촉진하는 성분들은 예외 없이 재래의 음식보다 더 많이 만들고, 더 빨리 소비하고, 더 오래 유통할 수 있는 새로운 재료와 음식 제조법을 개발하는 과정에서 투입된 것이기 때문입니다.

### (1) 식사요법의 기본

가정에서 자연요법을 수행할 때 가장 힘겨워하는 부분이 식사요법입니다.

우선 식사요법의 기본과 세부적인 내용을 잘 이해하기가 쉽지 않고, 그것을 이해한다고 하더라도 매 끼니 환자의 까다로운 입맛에 맞게 식단을 꾸려나가기가 만만치 않습니다.

식사요법의 기본은 인류가 원래부터 수십만 년 동안 해왔던 식생활로 복원하는 것입니다. 인류가 흰 쌀, 흰 밀가루, 흰 설탕, 흰 소금, 사료와 항생제, 발육촉진제 등을 먹이면서 사육한 가축, 농약과 비료를 뿌려가면서 재배한 식물, 그리고 당분과 지방분을 지금처럼 넘쳐나도록 먹기 시작한 것은 길게 잡아도 100년이 채 안됩니다.

위에서 거명한 것들을 피하고 현미와 천일염, 유기농 야채를 중심으로 식단을 꾸미는 것이 식사요법의 기본입니다.

문제는 설탕과 소금의 사용을 절제하면서 기름을 철저하게 배제하고 인공조미료를 전혀 쓰지 않은 식단은 맛이 없다는 것입니다. 거기에다가 현미밥은 깔깔해서 씹어 삼키기가 쉽지 않습니다. 가뜩이나 식욕이 떨어진 암환자에게 이런 식단을 권유하는 것 자체가 서로간의 고역일 수 있습니다.

그러나 몇 가지 팁만 지키면 비록 달짝지근하고 기름진 일반식만큼은 되지 않는다고 해도 그런대로 미각을 충족시키면서 유기농 자연식을 꾸려나갈 수 있습니다.

우선 현미밥을 할 때는 뜸을 길게 들이도록 하십시오. 그러면 현미밥이 흰쌀밥과 큰 차이를 느끼지 못할 정도로 차지고 부드러워집니다.

무쇠나 돌로 만들어진 밥솥으로 밥을 하시면서 솥에 열이 오르기 시작하면 물이 증발되어 거의 없어질 때까지 몇 번에 걸쳐 주걱으로 저어준 다음, 물이 완전히 끓기 시작했다 싶을 때 불을 줄이고 뜸을 들이기 시작하면 됩니다.

뜸 들이는 시간은 약 30분 내외입니다. 밥 짓는 시간을 조금 더 투자 하면 전혀 거부감이 느껴지지 않는 현미밥을 만들 수 있습니다. 누룽지를 만들고 싶으면 위에서 끓기 전에 몇 번 저어주는 것을 생략하면 됩니다.

그리고 표고버섯, 멸치, 다시마, 무즙으로 맛국물(다시)을 만들어 두도록 하십시오. 이 맛국물은 식용유와 조미료를 훌륭하게 대체합니다. 볶는 음식을 만들 때는 이 맛국물을 둘러서 볶고, 국이나 찌개에도 이 맛국물을 넣으면 됩니다.

표고버섯은 마른 표고버섯을 사용하고, 멸치는 똥을 뺀 것을 프라이팬에 살짝 볶아서 말린 것을 사용합니다. 다시마는 물에 씻지 말고 깨끗한 물행주로 표면의 불순물만 제거한 상태로 사용합니다. 이 맛국물에 단맛을 내고 싶으면 양파를 추가합니다.

식용유는 사용하지 않는 것을 원칙으로 하고, 꼭 사용해야 할 때는 〈냉연압착방식〉으로 만들어진 것을 사용하도록 하십시오. 그러나 이 방식으로 만들어진 고급식용유라고 하더라도 유통과정을 감안해서 〈산폐방지제〉가 들어갑니다. 따라서 가능하면 식용유는 사용하지 않는 것이 좋습니다.

위암을 제외한 암환자에게는 매운 음식은 권장해도 좋습니다. 특히 비빔밥은 우리나라 사람이라면 누구나 좋아하는 것이면서 나물이 많이 들어가므로 매우 좋습니다. 그러나 참기름을 쓰지 않으면 맛이 제대로 나지 않는 것이 문제입니다.

어렵더라도 참기름은 따로 만들어서 사용하도록 하십시오. 유기농 참깨를 구입해서 그늘에 충분히 건조한 후 기름집에 가서 살짝 볶아서 참기름을 내달라고 말씀하십시오.

암 환자가 반드시 피해야 할 음식은 흰 쌀, 흰 밀가루, 설탕, 화학조미료, 사료를 먹어 키운 소, 돼지, 닭, 식물성 지방 등입니다.

이들은 모두 염증 메커니즘을 자극하여 암의 성장을 촉진하는 심각한 역기능을 가지고 있습니다. 특히 그 효과가 직접적이고 즉각적이어서 어쩌다 가끔 한 번 드시는 것도 피하셔야 합니다.

가장 좋은 것은 이들 식품류를 딱 끊어버리는 것이지만, 이것이 말처럼 쉽지는 않습니다. 우리가 식사를 하고 음식을 먹고 간식을 하는 행위는 단순히 영양분을 섭취하기 위한 것에 그치지 않습니다. 먹는다는 것은 생존을 위한 섭취를 뛰어 넘어 인간의 생활을 구성하는 매우 중요한 문화 행위입니다.

인간의 본능으로서의 식욕에는 배를 채우고자 하는 포만 욕도 있지만 맛있는 것을 즐기고자 하는 미각에 대한 욕구가 훨씬 더 큰 비중을 차지하고 있습니다.

차가원의 암환자 분들을 살펴보면 거의 예외가 없는 공통점을 발견할 수 있는데, 그것은 스트레스로 가득 찬 생활을 했다는 것과 암에 걸리기 딱 좋은 식생활을 유지해왔다는 것입니다.

옳고 그르고, 맞고 틀리고를 떠나서 지금까지의 생활에서 단 것을 즐기고, 고기와 기름진 요리를 즐겨 먹어왔던 분이, 아무리 필요하고 중요한 것이라고 해도 생애를 통해 줄곧 즐겨왔던 것들을 하루아침에 끊어버리는 것은 정말 어려운 일입니다.

흰 쌀밥과 흰 밀가루로 만든 식품은 아무리 어려워도 현미밥과 통밀로 만든 밀가루 음식으로 바꾸셔야 합니다. 그러나 다른 식품들은 비교적 손쉬운 대안들이 있습니다.

단 음식을 즐기셨던 분들은 위한 천연감미료에는 스테비아 잎이 있습니다. 스테비아는 남아메리카의 파라과이·아르헨티나·브라질 등의 국경 산간지에서 자라는 풀입니다. 파라과이에서는 옛날부터 스테비아 잎을 감미료로 이용해 왔는데, 최근 합성감미료인 사카린의 유해성이 문제가 되자, 다시 주목을 끌게 되었다.

잎에는 무게의 6~7% 정도 감미물질인 스테비오시드(stevioside)가 들어 있는데 감미성분은 설탕의 300배면서 칼로리는 90분의 1밖에 되지 않는다고 합니다.

식용유는 사용하지 않는 것이 좋지만, 그래도 사용하려면 냉연압착 방식으로 만든 올리브유나 아마씨유를 사용하는 것이 좋습니다. 그리고 간단한 볶음 음식에는 식용유를 쓰지 않고도 표고버섯, 다시마, 멸치로 만든 다시국물을 써서 볶으면 훌륭한 맛을 낼 수 있습니다.

소금을 완전히 배제한 식사, 즉 무염식을 주장하는 분들도 있습니다. 이론적으로는 반찬에 자주 사용되는 해조류에는 염분이 들어있으므로 굳이 간을 맞추기 위해 소금을 쓰지 않아도 인체에 필요한 염분 공급에는 아무런 문제가 없다고 합니다.

그러나 이 주장이 맞다고 하더라도 갑자기 무염식을 하게 되면 맛이 너무 없어서 식사 자체가 어려워지는 경우가 있습니다.

역시 좋은 것은 소금의 섭취를 줄이는 것입니다. 짠 음식을 매우 즐기는 분이라도 싱거운 국이나 찌개, 그리고 나물무침 등에 익숙해지는 데는 1주일 남짓이면 충분합니다.

그러나 그것도 어렵다면 암염으로 만든 백소금보다는 천일염을 사용하시면 좋습니다. 천일염 중에서도 토판염이 좋습니다. 소금 섭취가 문제되는 것은 칼륨보다 나트륨의 섭취가 많아진다는 것인데, 우리나라 천일염에는 칼륨뿐만 아니라 각종 미네랄 성분이 골고루 함유되어 있어 전체적인 영양균형을 유지하고 있습니다.

WHO(세계보건기구)에서 제시하는 1일 소금 섭취 권장량은 6g 이하입니다. 6g이면 티스푼으로 두 스푼 정도 됩니다. 이 기준으로 본다면 차가원에서는 3~5g 내외를 사용하고 있습니다. 이 정도만 해도 간을 내는 데는 충분합니다.

또한 음식을 극도로 싱겁게 만든다고 해도 해산물과 같은 식재료와 김치에도 이미 염분이 들어가 있으므로 입맛에만 적응된다면 생활에 필요한 염분은 충분히 섭취할 수 있습니다.

결론을 내면 간을 짜지 않게 적당히 맞춰서 맛있게 먹고 물 한 그릇 더 마시고 100m를 더 걷는 것이 전체적으로 볼 때 더 좋습니다.

## (2) 암환자의 단백질 공급의 문제

차가원에서 암환자 분들을 직접 모시고 있으면 가장 유념해서 살피게 되는 것이 식사능력과 기력입니다. 다른 부분이야 어찌됐든 식사를 잘 하시고 기력이 좋으시면 완치 가능성을 높게 보고 마음을 놓을 수 있습니다. 그러나 다른 부분이 모두 멀쩡해도 식사를 잘 못하고 기력이 없으시면 그때부터는 비상이 걸립니다. 식사를 못하시는 이유는 뭔지, 기력이 떨어지는 이유는 뭔지 심각하게 고민을 하게 됩니다.

식사와 기력은 서로 상관관계가 있어서 식사를 잘 못하시면 당연히 기력이 떨어지고, 다른 이유에 의해서 기력이 떨어지는 경우도 입맛을 잃고 식사를 잘 못하게 됩니다.

장폐색과 같이 식사가 원천적으로 불가능한 경우, 그리고 복수와 복부 가스 등으로 인해 물리적으로 식사가 어려운 경우, 그리고 항암치료와 방사선 치료 후유증으로 입맛을 잃은 경우를 제외하면 암환우 분들이 식사를 잘 못하시는 이유는 기력이 떨어졌기 때문일 경우가 대부분입니다.

암환자 분들이 기력이 떨어졌을 때 단백질이 풍부한 보양식을 권하는 것은 기력이 잠깐이라도 돌아오게 되면 바짝 운동을 해서 신체 컨디션을 회복시켜보고자 하는 궁여지책이지만 반짝 기력이 좋아진 뒤로는 그 이후의 예후는 좋지 않습니다.

그런 일을 경험해보면 암환자 분들에게 있어서 단백질의 공급 문제가 매우 중요하다는 것을 거듭 거듭 깨닫게 됩니다.

풀만 먹어서는 기운을 차리기 어렵다는 말입니다. 그렇다고 위험한 고기를 마구 드시게 할 수도 없는 노릇이어서 이 문제는 정말 진퇴양난의 난제일 수밖에 없습니다.

### 1. 암환자와 단백질

단백질은 세포의 원료가 되는 인체의 가장 기본적인 구성 물질입니다. 단지 피부와 근육 등 인체를 이루는 "물질"의 원료가 되는 것뿐만이 아니고, 적혈구, 백혈구, 호르몬, 각종 활동 인자 등 인체 내에 존재하면서 어떤 역할을 하는 모든 존재들이 모두 단백질로 이루어져 있습니다. 인슐린, 세로토닌, 아드레날린 등 인체에 대해 얘기할 때 가끔 나오는 어려운 이름의 물질들은 모두 단백질이 주성분입니다.

특히 암환자에게 있어서는 암세포가 아닌 일반 세포가 정상적으로 자라는 것과 암을 직접적으로 퇴치하는 면역세포가 중요한데 이들은 모두 단백질이 충분히 공급되어야 원활하게 이루어지고 활동할 수 있습니다.

따라서 단백질은 암세포를 직접적으로 공격하거나 제어하는 역할을 하는 것은 아니지만 암을 치유하는 모든 작용에 반드시 필요한 요소이므로 암환자에게는 필수불가결한 존재하고 할 수 있겠습니다.

## 2. 단백질과 아미노산

단백질은 아미노산의 집합체입니다. 아미노산은 현재 80여 종류가 있는 것으로 확인되어 있는데, 이들 아미노산이 다양하게 결합하여 각종 성질과 역할을 가지고 있는 단백질을 이루게 됩니다. 단백질은 음식을 통해 섭취되어 아미노산으로 분해되어 흡수된 다음, 다시 목적에 맞게 조합되어 다른 형태의 단백질을 구성하게 됩니다.

즉 돼지고기를 구성하고 있는 단백질이 몸에 들어오면 일단 모두 해체되어 아미노산으로 분해된 다음, 필요에 의해서 피부 세포를 구성하는 단백질로 조합되기도 하고, 면역세포를 만드는 단백질로 조합되기도 합니다.

따라서 단백질을 섭취하는 목적은 결국 아미노산을 섭취하기 위한 것이라고 할 수 있습니다.

### 3. 단백질 섭취의 문제

암환자에게 있어서 단백질 섭취의 문제는 크게 세 가지로 집약될 수 있습니다.

첫 번째는 육류 등의 동물성 단백질의 섭취가 제한된다는 것입니다. 육류는 가장 중요한 단백질 공급원이지만 암환자에게 육류의 섭취를 제한하는 이유는 지방 때문입니다. 지방은 암세포를 성장시키는 가장 중요한 양식입니다. 따라서 지방 섭취를 제한하기 위해 어쩔 수 없이 육류의 단백질 섭취를 포기해야 하는 것입니다.

식생활에 있어서 동물성 단백질이 중요한 이유는 필수 아미노산을 골고루 함유하고 있기 때문입니다. 아미노산 중에는 체내에서 생산할 수 있는 것이 대부분이지만, 체내에서 생산되지 않아서 반드시 음식물을 통해 섭취해야 하는 아미노산이 있습니다. 이것을 필수 아미노산이라고 합니다. 동물성 단백질은 이 필수 아미노산을 모두 함유하고 있지만, 식물성 단백질은 필수 아미노산이 결여되어 있는 것이 많습니다.

두 번째는 암환자의 단백질 소화능력입니다.

암환자들은 대부분 소화 능력이 크게 떨어져 있습니다. 신체 기능이 전반적으로 저하되어 있는데다가 대부분 항암치료, 혹은 방사선치료,

수술 등으로 소화 능력이 더더욱 떨어지게 됩니다.

또한 음식물을 잘게 부수고 영양소의 고분자 구조를 해체하는 소화 효소 역시 단백질입니다. 소화 능력이 저하되면 식사량과 관계없이 영양분의 섭취가 어려워지고, 이에 따라 단백질의 섭취가 적어지면 당연히 소화 효소의 분비 능력도 떨어지게 됩니다.

세 번째는 단백질이 아미노산으로 분해되는 과정에서 필연적으로 발생하는 암모니아(질소)의 문제입니다.

이들 암모니아는 아미노산이 다시 단백질로 합성되는 과정에서 소모되고 나머지는 간이 처리하며, 그래도 처리되지 않는 암모니아는 신장에서 걸러지게 됩니다.

간이 처리하는 독소 중 절반 정도가 단백질의 분해과정에서 발생하는 암모니아일 정도로 인체 독소 중에 암모니아가 차지하는 비중은 매우 큽니다.

일반인의 경우는 이 모든 과정이 원활하게 이루어져서 암모니아의 독성이 인체에 큰 해를 끼치지 않습니다.

그러나 암환자의 경우는 그나마 어렵게 단백질을 소화시킨다고 해도 그 과정에서 발생하는 암모니아를 제대로 처리하지 못하게 되고, 처리되지 못한 암모니아는 간과 신장의 기능을 상하게 하는 등 독성물질로서 인체에 각종 문제를 일으키게 됩니다.

### 4. 단백질 섭취의 대안 아미노산

단백질 섭취에 관한 이러한 문제는 아미노산을 직접 섭취함으로써 해결할 수 있습니다. 단백질을 섭취하는 목적 자체가 아미노산을 섭취하기 위한 것이기 때문입니다.

아미노산은 단백질을 이루는 단위 구성 물질이기 때문에 별도의 분해 과정이 필요 없이 바로 흡수될 수 있습니다. 모든 식품은 그것이 가진 영양적인 가치도 중요하지만 섭취했을 때 소화 흡수가 얼마나 잘 되느냐가 더 중요합니다. 아무리 좋은 성분이 들어있어도 흡수가 되지 않으면 아무 소용이 없기 때문입니다. 아미노산은 종류에 따라 조금씩 차이가 있지만 대부분 아주 쉽게 거의 완전히 흡수되는 특징이 있습니다.

## 5. 아미노산을 많이 함유하고 있는 식품

아미노산을 많이 함유하고 있는 식품으로서 가장 대표적인 것은 곤충의 유충들입니다. 매미의 유충인 굼벵이가 간에 좋다고 알려져 있는데 이것은 과학적인 근거가 있는 얘기입니다. 굼벵이뿐만 아니라 곤충의 유충들은 대부분 구성물질의 절반 이상이 아미노산일 정도로 아미노산이 많이 함유되어 있고, 아미노산이 많이 함유되어 있는 식품은 간의 부담을 덜어주므로 당연히 간에 좋습니다.

우리나라는 곤충의 유충을 혐오식품으로 분류해서 몇 가지를 제외하고는 식용으로 허가가 되지 않고 있지만, 외국에서는 이에 대해 비교적 관대한 편이라서 여러 가지 곤충의 유충이 제품화되어 판매되고 있습니다.

여왕벌의 양식으로 알려져 있는 로열 젤리도 거의 전체가 아미노산으로 이루어져 있습니다.

필수 아미노산이 일부 결여되어 있다는 단점이 있기는 하지만 생야채에도 아미노산이 많이 함유되어 있습니다.

암환자에게 생야채를 많이 권하는 것도 아미노산과 관계가 있습니다. 생야채의 즙을 낸 녹즙도 당연히 아미노산이 많이 함유되어 있습니다.

### 6. 실크 아미노산

실크 아미노산은 누에고치에서 추출한 아미노산입니다. 누에고치를 풀면 명주실이 되는데 이 실에서 섬유질을 제거하는 공정을 거치면 순수 아미노산이 남게 됩니다. 특히 실크 아미노산은 18종의 아미노산으로 구성되어 있는데 8종의 필수 아미노산을 모두 포함하고 있는 것은 물론 아미노산의 조성 비율이 인간 체내의 아미노산 조성과 매우 흡사한 것으로 확인되어 있습니다.

실크 아미노산은 단백질과 관련하여 그동안 관찰해 온 식품 중에 가장 훌륭한 아미노산 공급원으로 판단하고 있습니다. 위에서 아미노산을 많이 함유하고 있는 식품들을 열거해드렸지만, 아미노산이 많이 들어있다고 해도 구하기가 힘들거나, 가격이 너무 높거나, 먹기에 불편해서는 안 됩니다.

실크 아미노산은 필요한 아미노산 성분이 골고루 들어 있으면서도 가격도 적절하고 우선 드시기에 매우 편합니다.

요양 중인 환우 분들께 설명을 드리고 드시게 해본 결과, 실크 아미노산 때문이라고 특정할 수는 없다고 하더라도 거의 예외 없이 식사도 잘 하시고 기력도 늘 원만하게 유지하시는 것을 확인할 수 있었습니다.

### (3) 암환자의 식사 관리

암환자의 식사관리는 크게 세 가지 중요한 목표를 가지고 있습니다. 첫 번째는 신체기능을 정상적으로 유지하기 위한 영양분을 공급하는 것이고, 두 번째는 항암에 도움을 주는 자연성분을 섭취하는 것입니다. 세 번째는 발암물질과 독소 등이 음식의 섭취를 통해 체내에 유입되는 것을 최소화하는 것입니다.
이 세 가지 목표는 "무엇을 먹느냐, 어떤 상태의 것을 먹느냐"에 대한 것입니다. 여기에 "어떻게 먹느냐"에 대한 문제까지 추가해야 진정한 식사요법이 완성됩니다.
"어떻게 먹느냐"에 대한 대답은 크게 두 가지입니다.
첫째는 소식 위주의 식사를 해야 한다는 것이고, 둘째는 입에서 충분히 씹은 다음에 삼켜야 한다는 것입니다.
인체의 에너지는 혈액을 통해 공급됩니다. 그런데 혈액이 항상 일정하게 흐르면서 필요한 곳에 에너지를 척척 던져주는 형태가 아니고 에너지가 필요한 곳으로 혈액을 집중시키는 방식으로 에너지를 공급합니다.
인체 기관 중에서 가장 많은 에너지를 소모하는 것이 바로 뇌와 위입니다. 정신활동이 필요할 때는 혈액이 뇌로 몰리고, 식사를 하고 소화를 시키는 동안에는 혈액이 위로 집중됩니다.

신문이나 책을 보면서 식사를 하는 것이 좋지 않은 것은 바로 이 때문입니다. 신경을 많이 쓰면 소화가 잘 안 되는 것도 같은 이유입니다. 어느 한 쪽으로 몰려야 할 에너지가 뇌와 위 두 군데로 분산이 되어 뇌도 피곤해지고 위도 피곤해집니다.

한 번에 식사를 많이 하게 되면 그것을 소화시키기 위해 위가 많이 움직여야 하고 여러 가지 기능들이 소화를 위해 동원되어야 합니다. 그만큼 에너지가 많이 소모됩니다.

암환자의 에너지는 일반인에 비해 극도로 저하되어 있는 상태입니다. 그런 상태에서 과식을 하게 되면 상대적으로 지나치게 많은 에너지가 소모되어 정상적인 생명활동을 유지하고 암세포를 제어하는 일에 소요되어야 할 에너지가 늘 부족하게 됩니다.

입에서 충분히 씹어서 삼키는 것 또한 무엇보다 중요합니다. 입도 소화기관 중의 하나입니다. 우리 몸의 소화기관은 입에서부터 대장에 이르기까지 각기 제 역할을 부여받고 있습니다.

입에서는 아밀라아제를 비롯한 다양한 소화효소가 작용하여 음식을 잘게 부수는 역할을 합니다. 위, 십이지장, 소장, 대장 등의 소화기관은 소화기관의 첫 단계인 입에서 이러한 역할이 충분히 이루어졌다는 전제 하에서 각각 제 역할을 수행합니다.

따라서 입에서 충분히 음식을 분해하지 않은 채 삼키게 되면 모든 단계의 소화과정이 연쇄적으로 불완전해질 수밖에 없습니다.

물론 신체 각 기관은 모두 연결되어 있어서 어떤 기관의 역할이 불충분하면 그 다음 과정을 맡는 기관이 조절하게 되어 있지만 그것이 완전하지는 못합니다.

입에서 충분히 쪼개지지 않은 음식물은 위에서도 완전히 쪼개지지 못하고, 소장에서는 영양분을 충분하게 흡수할 수 없게 됩니다. 또한 완전히 소화 흡수되지 않은 음식물이 대장까지 넘어가게 되면 결국 부패하여 독소를 유발시키게 됩니다.

이런 이유 때문에 입에서 충분히 씹지 않고 금세 삼켜버리는 식습관, 특히 육류 식품 등을 대충 씹어서 삼키는 식습관이 대장암의 원인이라는 견해도 존재하고 있습니다.

### (4) 위암 환자의 식사관리

특히 위암 환자는 암환자의 식사관리 원칙들을 더욱 엄격하게 적용해야 합니다.

자극적인 음식을 피해야 되는 것은 굳이 길게 설명할 필요가 없을 것이고, 유동식 위주의 소식(小食)을 원칙으로 하면서 소화가 잘되고 위를 진정시키는 작용을 하는 음식을 주로 먹어야 합니다.

소식의 개념은 단순히 조금 먹는다는 소극적인 의미보다 과식을 하거나 포식을 해서 위를 피곤하게 만드는 일을 최소화시킨다는 적극적인 의미가 담겨 있습니다.

과식은 그 자체로 위에 부담을 주고 암세포를 자극하는 결과를 가져

옵니다. 여기서 과식이라는 것은 배가 불러서 어찌할 바를 모르는 정도를 말하는 것이 아니라, 일반인이 "먹을 만큼 먹었다"는 느낌이 드는 정도의 식사도 암환자의 기준에서는 과식입니다.

위에 음식이 들어오는 것을 전후해서 위에서는 위산과 소화액이 분비되고 연동운동을 시작하고, 연동운동을 하는 동안 위 근육이 강하게 움직이게 됩니다.

암세포는 근육보다 단단하고 덩어리로 존재할 경우 유연성이 거의 없습니다. 위의 연동운동이 강해지면 암세포에 강한 압박이 가해지고 이런 자극이 강할수록 더욱 빠르게 성장, 전이를 하게 됩니다.

위암 환자가 식사를 통해 포만감을 느끼는 순간 암세포에게는 엄청난 자극이 이루어지게 되며 이는 곧 암세포를 더욱 활성화시키는 결과를 초래합니다.

그리고 유동식이건 일반식이건 입에서 침을 섞어서 충분히 씹은 후에 목으로 넘겨야 합니다. 밥이 입에 들어가면 침이 분비되고 동시에 위장이 움직일 준비를 합니다. 오래 씹으면 씹을수록 위가 소화를 위해 움직이려 했던 계획을 약하게 조절합니다.

차가원에서는 위암 환자에게 처음 15일 동안 준(準)단식에 가까운 소식 식단을 운영합니다.

호박죽, 전복죽 등 각종 죽의 양을 아주 적게 해서 하루 5번 정도 드시도록 합니다. 그리고 위를 진정시키는 마즙, 양배추즙, 생감자즙 100cc를 하루 세 번 마시도록 하고, 배가 많이 고프면 엷게 탄 미숫가루나 미지근한 물을 마시도록 합니다.

소식을 유지하는 것은 정신적으로 큰 인내가 필요합니다. 그러나 15일 정도만 준단식에 가까운 소식을 유지하게 되면 체중은 줄더라도 신체 컨디션이 가뿐해지고 정신이 맑아지며 피부 빛깔도 밝고 깨끗해지는 것을 확인할 수 있습니다. 그렇게 되면 위암을 이겨내기 위한 가장 충실한 준비가 이루어지게 되는 것입니다.

포식과 과식은 단지 그렇게 하고 싶어서 하는 것일 뿐, 반드시 그렇게 해야 할 이유나 필요가 있어서 하게 되는 것이 아닙니다. 단순한 취향이고 습관입니다. 인체에 필요한 영양 공급은 소식으로도 충분합니다.

소식 습관을 들이는 것은 그리 어렵지 않습니다.

가끔 배부르게 먹고 싶은 욕심이 생기더라도, 암세포가 큼지막하게 붙어있는 자신의 위가 그 많은 음식들을 소화시키기 위해 힘겹게 움직이는 모습을 상상해 본다면 쉽게 참아낼 수 있을 것입니다.

### (5) 차가원에서 사용하는 식재료 일람

**버섯류**
표고버섯, 목이버섯, 팽이버섯, 양송이버섯, 느타리버섯, 꽃송이버섯, 새송이버섯 기타

**두부 종류**
일반두부, 연두부, 순두부, 콩비지 등

## 중요 나물 종류
숙주나물, 콩나물, 계절에 따른 제 철 나물

## 중요 채소 종류
미나리, 참마, 감자, 고구마 종류, 대파, 쪽파, 연근, 우엉, 무, 당근, 양파, 오이, 배추(속배추 등), 얼갈이, 애호박, 단호박, 가지, 열무, 마늘, 청경채, 콜리플라워, 깻잎, 상추 등 쌈 채소류, 허브(겨자채, 당귀 같은 허브 류는 소량 필요), 마늘쫑, 아욱, 새싹 채소류, 양배추, 양상추, 파프리카, 피망, 부추, 브로콜리, 아스파라거스, 토란, 완두콩 등 채소로 사용할 수 있는 콩 종류, 근대, 냉이, 쑥, 달래, 풋고추, 계절에 따른 제 철 채소 등

## 일반 나물 채소 종류
두릅, 고사리, 도라지, 더덕, 취나물, 가죽나물, 참나물, 취나물, 파슬리, 들나물, 고구마줄기, 죽순, 시금치, 시래기, 머위, 비트 등

## 묵 종류
메밀묵, 동부묵, 도토리묵(건목 포함), 올방개묵, 곤약, 우무(가사리) 등

## 해초류
다시마, 미역, 김, 파래, 톳, 매생이, 청각, 모자반 등 쌈으로 사용할 수 있는 해초류 등

해물(민물 포함)
각종 조개류, 전복, 해파리, 멸치, 새우, 우렁이, 다슬기 등

생선류
갈치, 조기, 가자미, 황태, 동태, 대구

육류
유기농 닭 가슴살, 계란

찌개 재료 종류
된장, 청국장, 비지, 순두부 등

국 종류
조개미역국, 들깨미역국, 대구탕, 동태탕, 황태국, 근대된장국, 아욱된장국, 홍합탕, 계란국, 두부국, 김치콩나물국, 미역국, 무우국, 바지락국, 꽃게탕, 속배추된장국, 두부새우젓국, 팽이들깨국 등

과일류
사과, 배, 키위, 밀감, 무화과, 참외, 토마토, 자두 등 유기농이 가능한 모든 과일

견과류

유기농이 가능한 거의 모든 견과류

## 김치 종류
배추, 열무, 깍두기, 겉절이, 오이, 얼갈이 등

## 양념종류
전분, 고추장, 고춧가루, 된장, 청국장, 비지, 간장, 액젓, 새우젓, 어간장, 스테비아, 소금, 실크아미노산, 고추냉이, 겨자, 표도씨유, 통후추, 카레, 치자, 천연조미료(다시마, 마, 표고버섯, 양파, 마늘, 사과 가루 등), 플레인 요구르트(드레싱 재료, 특히 카레에 넣으면 맛이 깊어지고 부드러워짐), 술, 스테비아, 포도씨유, 참기름, 들기름, 수제 마요네즈, 토마토 가루, 기타

## 음식의 맛을 결정하는데 중요한 그 외 종류
레몬, 옥수수가루, 콩가루, 들깨가루, 파인애플, 대두, 검은 콩, 밤, 건포도, 검정깨, 참깨, 대추, 미삼, 생강, 곶감 등

## 소스종류
치자소스, 요구르트 드레싱, 들깨드레싱, 액젓드레싱, 딸기, 복숭아, 레몬, 키위 등 과일드레싱, 마요네즈 드레싱, 두부드레싱, 견과류드레싱, 복합드레싱, 초고추장, 쌈된장, 각종 잼 등

곡류

현미, 잡곡(콩, 보리 등) 콩가루, 쌀가루, 우리밀 통밀가루, 메밀가루, 수수가루, 찹쌀가루, 녹두, 통밀, 팥, 떡국 떡, 떡볶이 떡, 통밀 빵, 면 종류 등

(6) 녹즙 복용

녹즙은 장(腸)내의 독성물질을 배출시키고, 면역조직의 활성을 촉진시켜 자연 살해세포와 대식세포의 활성을 강화해주며, 특히 상당한 세포재생능력과 치병효과가 있습니다.
이렇게 해주는 것이 베타카로틴, 비타민 C, 플라보노이드(Flavonoid), 사포닌, 많은 종류의 효소와 미네랄입니다.

말기 암을 치유하기 위한 녹즙의 음용 목적은
- 산성상태인 말기 암 환자의 체액 ph를 $7.4 \pm 0.5$ 정도의 약알칼리 상태로 만들어 주고
- 마이너스(-)상태인 말기 암 환자의 인체 전위를 플러스 (+) 상태로 만들어 주고
- 혈액을 정화시키고
- 세포 구석구석에 쌓여있던 독성물질을 해독, 배설시키고
- 세포호흡을 활성화시켜 많은 산소가 세포에 계속 공급되게 하는 것입니다.

이러한 작용을 하는 것은 채소나 과일이 가지고 있는 생리활성 물질입니다. 채소의 생리활성 물질은 매우 불안정하고, 휘발성이 강하고, 지속성이 약합니다.

채소의 생리활성 물질에는 많은 종류의 효소와 미네랄과 비타민과 이러한 것들을 살아 있게 만들어 주는, '생명력'이라 부르는 살아있는 물질이 포함되어 있습니다.

식물이 햇빛을 이용한 광합성 작용으로 생산해 내는 유기물은 모든 생명체의 기초 에너지입니다. 천 년을 내려오는 책에 "야채의 생명력을 먹으면 천수(天壽)를 누릴 수 있다" 라는 글이 있습니다.

말기 암을 치유하기 위해서는 살아있는 식물(채소, 과일)의 신선한 세포액을 충분히 먹어야 합니다. 암을 치유하기 위해서는 가능한 약성이 적거나 없는, 우리가 일상생활에서 많이 먹는 깨끗하고 신선한 채소와 과일의 즙을 충분히 섭취해야 합니다.

녹즙은 만들자마자 바로 음용해야합니다. 녹즙은 생즙으로 표현하는 게 더 정확합니다. 녹즙의 거품에는 생리활성 물질이 포함되어 있습니다. 버리지 말고 같이 음용하면 좋습니다.

운동이 부족한 말기 암 환자가 녹즙을 음용하면 며칠 지나지 않아 피부가 노랗게 변하기도 합니다. 인체에 쌓여있던 독성물질을 급히 배출하는 과정에서 간의 해독능력과 배설로 미처 빠지지 못한 독성물질이 피부를 통해서 배출되기 때문입니다. 보통 보름 정도면 이런 현상은 사라집니다.

녹즙의 음용도 말기 암을 치유하기 위해 꼭 필요한 여러 가지 노력

중에 하나입니다. 녹즙을 만들 때 저속 압착 녹즙기를 사용하십시오.

**쉽게 구할 수 있는 유기농 녹즙의 재료는 아래와 같습니다.**
근대, 돌미나리, 무, 양파, 자색양배추, 배추, 상추, 오이, 시금치, 마늘, 생강, 부추, 쑥갓, 양배추, 열무, 도라지, 당근, 감자, 마늘, 청양고추, 케일, 알비트, 신선초, 청경채, 치커리, 브로콜리, 샐러리, 알로에, 피망, 토마토, 사과, 포도, 레몬 (알로에는 손으로 잎 속에 있는 즙을 짜야 합니다.)

# 제 7장 온열요법

## (1) 체온과 건강

체온은 측정 부위와 측정 방법에 따라 달라지지만 보통 37℃ 전후를 정상 체온으로 보고 있습니다. 그러나 체온은 수시로 변합니다. 아침과 낮이 다르고 배가 부를 때와 배가 고플 때가 다릅니다. 외부의 환경과 내부의 컨디션에 따라 체온은 달라질 수 있습니다.

체온의 변화가 오면 신체는 이것을 최소화하고 항상 기준 온도를 유지하기 작동합니다. 더운 환경에서는 땀을 흘려 기화열을 방출하고 체온이 필요 이상으로 오르지 않도록 합니다. 또 추운 환경에서는 살갗이나 혈관을 수축하여 가능한 한 열이 밖으로 나가는 것을 막습니다.

이 체온 컨트롤을 담당하고 있는 것이 자율신경입니다. 자율신경에는 교감신경과 부교감신경이 있습니다.

힘든 일을 하거나 운동을 할 때, 혹은 고민하거나 화를 낼 때 심장의 움직임이나 호흡이 빨라지고 얼굴이 홍조를 띠게 됩니다. 혈압을 높이고 혈류를 증가시켜 활동을 위한 산소를 전신에 대량으로 보내는 것이 교감신경의 역할입니다. 이와는 반대로 부교감신경은 심장을 서서히 움직이고, 몸 전체의 긴장을 풀게 하는 작용을 합니다.

교감신경과 부교감신경은 따로 움직이는 것이 아닙니다. 교감신경으로 몸이 흥분하면 부교감신경이 작용하여 흥분을 진정시키고 긴장을 풀게 하고, 몸이 너무 느슨해지면 교감신경이 작용하여 몸을 활기 있게 하는 식으로, 서로가 번갈아 균형 있게 일을 하여 체내 환경을 안정적으로 유지합니다.

그러나 보통 몸이 활발하게 움직여야 할 때는 교감신경이 우위에 있고, 몸이 느슨해져야 할 필요가 있을 때는 부교감신경이 우위에 있게 됩니다.

대표적으로 우리가 주로 활동하고 있는 낮에는 주로 교감신경이 작용하고, 밤에 자는 동안에는 주로 부교감신경이 일을 하게 됩니다.

자율신경은 심장의 움직임, 혈관의 확장과 이완 등을 조절하여 혈압과 혈류를 조절하고 이를 통해 체온을 정상으로 유지합니다. 자율신경은 몸의 거의 모든 세포를 지배하며 그 때의 행동에 알맞은 세포가 일하고, 그렇지 않은 세포는 쉬게 합니다.

예를 들면 흥분했을 경우에 심장이나 혈관의 세포로 하여금 일하도록 해서 몸을 활동 상태로 하도록 교감신경이 지령을 냅니다. 또 음식을 먹을 때는 소화, 흡수에 관한 세포는 일을 하고, 다른 세포는 쉬도록 부교감신경이 지령을 내립니다.

체온을 유지하기 위한 에너지는 전신을 돌고 있는 혈액으로 전달됩니다. 식사를 하면 그것이 소화, 분해되어 간장으로 운반되어 에너지로 교환됩니다. 운동을 하면 근육에서도 열이 만들어집니다. 이들 열에너지는 혈액에 의해서 전신의 세포에 분배됩니다.

교감신경은 혈류의 흐름을 통제하고, 부교감신경은 혈류의 흐름을 촉진시키는 역할을 합니다. 어떤 원인으로 혈류가 중단되면 혈액이 충분히 공급되지 않으므로 체온이 내려가 버립니다. 혈류가 중단되는 원인 중 하나가 교감신경의 긴장입니다. 또한 혈류의 흐름을 왕성하게 하여 체온을 오르게 하는 것은 부교감신경의 역할입니다.

휴식을 제대로 취하지 않은 채 수면부족의 상태에서 무리하게 일을 하게 되면 교감신경의 긴장이 계속되어 버립니다. 통상적인 경우에는 교감신경이 작용해도 그 다음에는 부교감신경이 작용하여 몸은 균형상태로 돌아갑니다. 그러나 무리를 계속하면 부교감신경이 일할 여유가 없어지고 몸이 계속 긴장상태로 남게 됩니다.

교감신경은 혈관이 수축하도록 작용하므로 그러한 사람의 혈관은 가늘게 됩니다. 가는 혈관에 흐르는 혈액량은 적어지므로 전신의 혈액 순환량이 줄어 체온도 내려가게 되는 것입니다.

부교감신경은 필요한 경우에 혈관을 확장시켜 대량의 혈액이 한꺼번에 흐르게 됩니다. 그러나 부교감신경이 지나치게 작동하여 혈관의 확장 상태가 필요 이상으로 지속되면 대량의 혈액을 이동시키는 데 시간이 걸리고 혈액의 수급이 불균형해지므로 이 경우에도 오히려 혈액의 흐름이 나빠집니다.

따라서 문제는 교감신경과 부교감신경이 서로 적절하게 균형을 유지하면서 필요할 때 정상적으로 작동될 수 있도록 하는 것이고, 이 균형이 깨지면 체온이 정상보다 떨어진 상태가 지속되어 각종 신체 기능에 이상이 발생합니다.

암도 일상적으로 저체온 상태가 오랫동안 지속된 분들에게서 많이 발생하고, 일단 암이 발생하게 되면 인체는 저체온 상태가 더욱 강하게 지속됩니다.

## (2) 체온과 면역력

면역계는 자율신경의 지배를 받습니다. 면역계의 세포인 백혈구 중에서 약 60%를 차지하고 있는 것이 과립구입니다. 림프구가 35%이고 나머지 5%가 매크로파지입니다. 이 중 과립구는 교감신경에 의해 활성화되고 림프구와 매크로파지는 부교감신경에 의해 활성화됩니다.
따라서 교감신경이 작용할 때는 과립구의 비중이 높아지고, 부교감신경이 작용할 때는 림프구와 매크로파지의 혈액 내 비율이 높아집니다.
정상적인 상태에서의 림프구 비율은 35~41%입니다. 림프구 비율이 범위를 넘어서면 과도하게 긴장을 하고 있거나 지나치게 이완되어 있는 상태가 됩니다.
예를 들어 화재가 발생했다거나 위험한 상태에 처해 극도의 긴장이 발생하면 림프구 비율은 20%대로 뚝 떨어집니다. 극도의 긴장에서 일시에 벗어나게 되면 순간적으로 무기력 상태에 빠집니다. 이때의 림프구 비율은 50%를 넘어서게 됩니다.
긴장 상태가 발생하면 교감신경이 작동하여 과립구의 비율을 급속하게 높이고, 이 상태에서 벗어나게 되면 신체를 이완시키기 위해 림프구가 일시적으로 늘어나게 되어 이런 현상이 생기게 됩니다.

일반적으로 교감신경이 작동하여 과립구가 활동하게 되면 혈류의 흐름이 느려져서 저체온 상태가 되지만, 림프구의 비율이 지나치게 많아져도 저체온 현상이 발생합니다. 이는 혈관이 과도하게 팽창하여 일시적으로 혈액이 흐르고 나면 혈액 수급의 불균형이 이루어져 혈류의 흐름이 오히려 늦어지기 때문입니다.

적절한 예일지는 모르겠지만 마약으로 인해 환각상태에 빠지게 되면 일시적으로 체온이 높아졌다가 교감신경이 거의 작동하지 않은 채 부교감신경이 인체를 완전히 장악하는 상태가 되고, 이때 극도의 저체온 상태가 되어 이 상태가 지속되면 사망에 이르게 됩니다.

따라서 중요한 것은 교감신경과 부교감신경, 그리고 그들의 통제를 받는 과립구와 림프구가 항상 균형을 이루면서 적절한 비율을 유지하게 하는 것입니다.

이런 균형 상태가 체온으로 표출되는 것이며, 저체온의 상태는 곧 면역계의 활동이 위축되어 암세포가 성장하기 좋은 환경을 조성하게 되고, 체온이 정상적으로 유지될 수 있으면 암세포의 활동을 제어할 수 있는 신체적 조건을 갖추게 되는 것입니다.

### (3) 열에 약한 암세포

암세포가 열에 약하다는 사실은 이미 현대의학에서도 정설로 받아들여져서 현대의학적인 다양한 치료에 적용되고 있습니다.

가장 적극적인 형태는 고강도의 초음파에너지를 한 곳에 모을 때 초

점에서 발생하는 65~100℃의 고열을 이용해 암세포 조직을 태워 없애는 집속 초음파 치료(HIFU, High Intensity Focused Ultrasound)입니다.

일반 방사선치료를 할 때도 원적외선을 이용하여 암세포 주변의 온도를 높이게 되면 암세포의 활동성이 약해져서 방사선치료의 효과가 높은 것으로 알려져 우리나라의 병원에서도 방사선치료의 사전 조치로서 온열치료가 적극적으로 시행되고 있습니다.

또한 미국 국립암연구소(NCI)에서는 온열요법과 방사선 치료를 병행할 경우 치료 효율이 높아지며, 방사선 조사량을 20~50% 낮추고도 같은 효과를 거둘 수 있다는 보고를 발표하기도 했습니다.

암세포가 열에 약한 이유는 암세포가 자기 생존을 위해 급조하는 신생혈관이 지나치게 약하고 미세하여 혈류의 흐름이 원활하지 못하고, 이에 따라 가열 요인이 있을 경우 쉽게 온도가 올라가는 특성이 있으며, 고온의 상태에 이르게 되면 열을 신속하게 배출시킬 수 있는 능력이 현저하게 떨어지기 때문입니다.

그러나 주위의 정상세포는 혈류가 원활하여 세포 내 온도가 상승하는 것을 쉽게 막을 수 있고 온도가 지나치게 높아지는 경우에도 혈액을 쉽게 배출함으로써 온도를 낮출 수 있는 능력이 있습니다.

이에 따라 체온이 42℃ 정도가 되면 정상세포는 혈류의 흐름을 조정하여 40℃ 이하로 온도를 떨어뜨릴 수 있기 때문에 큰 타격을 받지 않지만, 암세포는 더 이상 생존할 수 없을 정도의 타격을 받게 됩니다.

암세포는 혈관이 미숙하여 자율신경의 지배를 받지 않습니다. 따라서 혈류가 충분히 흐르지 않아 항상 산소가 부족하게 됩니다.

그러므로 암세포의 주변에는 산성물질이 만들어지면서 암세포 자체도 강한 산성을 띠게 됩니다. 암세포 환경이 산성이 되면 될수록 열 감수성이 매우 예민해지므로 세포내 온도가 42℃ 이상 상승하면 암세포는 곧바로 죽음에 이르게 됩니다.

암세포는 방사선이나 항암제의 공격을 받아 DNA에 상처를 입게 되더라도 일시적으로는 약해지는 것 같지만 바로 회복할 수 있는 뛰어난 능력을 갖고 있습니다.

그러나 이렇게 생명력이 강한 암세포도 주변 온도가 42℃ 이상 올라가게 되면 암세포를 회복시키는 기능이 작동하지 않아 결국 죽음에 이르게 됩니다.

### (4) 인체의 체온조절 능력을 회복하기 위한 온열요법

온열요법은 저체온 상태의 신체를 외부의 자극을 통해 정상체온으로 유도함으로써 인체의 면역체계를 북돋움과 동시에 인체 스스로가 정상 체온을 유지할 수 있는 기능을 회복하는 것이 첫 번째 목적입니다.

두 번째 목적은 암세포가 열에 약한 특성을 이용하여 외부의 기기를 통해 고열을 주입하거나 신체 내부의 발열을 유도하여 암세포가 사멸하도록 하는 것입니다.

현대의학이 암세포가 열에 약한 성질에 주목하여 온열치료를 기존 치료에 접목하고 있지만, 여전히 면역력을 통한 암세포의 자연 억제에는 크게 관심을 두지 않은 채 암세포 자체에 대한 공격이라는 두 번째 접근방식으로만 온열치료를 활용하고 있다는 한계가 있습니다.

그럴 경우 암세포를 당장은 제거할 수 있어도 암이 발생할 수 있는 체내 환경과 조건은 여전히 온존함으로써 언제라도 암이 다시 재발할 수 있는 여지를 남겨둔다는 문제가 있습니다.

따라서 온열요법은 암세포 주변의 온도를 국소적으로 높이는 시도와 함께 전신의 체온을 골고루 높이면서 궁극적으로는 인체가 저체온 상태에서 벗어나 정상 체온을 유지할 수 있는 복원시키는 방향으로 실행되어야 합니다.

대형 병원에서 사용하는 고가의 국소 온열치료기 외에 민간에서 사용하는 온열치료 기기도 전신 온열을 도모할 수 있는 기능을 갖추고 있음에도 불구하고 사용자들은 1차적인 목표를 암세포 주변의 체온을 높이고자 하는 데 두고 있습니다.

그러나 신체가 스스로 정상 체온을 유지할 수 있는 능력을 갖추면 암세포는 자연스럽게 없어질 수 있는 만큼, 온열의 목표를 국소 가열에 두고 무리하게 남용하는 것은 자제되어야 합니다.

온열요법에 온열치료 기기를 사용하는 이유는 인체가 원활한 혈류를 통해 정상 체온을 유지할 수 있는 능력이 저하되어 있기 때문에 외부에서 열을 투사하거나 내부에서 열이 발생하도록 유도하는 것입니다. 이러한 기기의 작용이 제대로 발휘되면 인체는 결국 스스로 체온을 조절할 수 있는 능력을 되찾게 됩니다.

그 이후에도 계속 온열치료 기기를 과도하게 사용하면 어렵게 회복된 체온 조절 능력에 또다시 문제가 발생할 수 있습니다.

따라서 온열치료 기기의 사용 초기에는 집중적으로 사용한다고 해도 일정 기간이 지난 다음에는 적절한 수준으로 통제하면서 샤워나 목욕을 통해 혈액순환을 촉진시켜주는 것과 같은 차원에서 사용하는 것이 바람직합니다.

### (5) 온열요법의 방법

1. 족열요법
- 두한족열(頭寒足熱)의 원리

족열매트는 차가원에서 두한족열(頭寒足熱)의 원리를 실현하기 위해 자체개발한 온열요법 장치입니다. 이 장치는 수면 중에 발을 계속 따뜻하게 보온함으로써 밤새 혈액순환이 원활하게 유지될 수 있도록 합니다.

두한족열이란 머리는 뜨거워지기 쉽고 발은 차가워지기 쉬운 성질을 가지고 있어 이런 상태가 지속되면 인체에 이상이 오게 되므로 평소에 머리는 차갑게, 그리고 발은 뜨겁게 유지해야 한다는 우리나라의 전통적인 민간요법적 원리입니다.

뇌는 전체 몸무게의 약 2%에 불과하지만 심장에서 나오는 혈액의 약 17%를 공급받으며, 체내에서 소비하는 산소의 약 20%를 사용하고 있습니다. 그만큼 에너지 수요가 높으며 혈액의 흐름이 활발한 곳입니다.

그러나 필요 이상으로 혈액이 몰리거나 뇌로 올라간 혈액이 되돌아 나오기 어려운 상황이 발생하면 뇌에서 열이 발생합니다.

이런 상태에서는 뇌 속에서의 혈액순환이 원활해지지 못해 산소의 공급이 어려워집니다. 이는 뇌에도 큰 문제를 발생시키지만 몸 전체의 혈액순환과 산소 공급에 차질을 일으키므로 신체 전반의 크고 작은 문제를 야기하게 됩니다.

그래서 기(氣)의 흐름을 중시하는 동양의학이나 도학(道學), 선학(禪學) 등에서는 뇌에 모여 있는 기운을 뇌 밖으로 빼내는 것을 가장 첫 번째의 과제로 삼고 있습니다.

발은 심장에서 가장 멀리 떨어져있는 신체부위인 까닭에 혈액의 온도가 가장 낮아지게 됩니다. 그래서 몸에 과도하게 열이 많은 경우를 제외하고는 발은 항상 차가운 상태에 놓여 있습니다.

따라서 동맥을 따라 몸 전체를 돌아온 혈액이 발끝의 반환점을 돌아가는 순간은 매우 힘겨운 순간이 됩니다. 그래서 일시적으로 발을 따뜻하게 해주면 몸 전체의 혈액순환이 현저하게 활발해집니다.

운동 직후 족욕을 해주면 운동 피로가 사라지는 것은 단순히 발의 피로가 풀려서가 아니라 족욕을 통해 몸 전체의 혈액순환이 원활해졌기 때문입니다.

특히 잠자는 동안에는 혈액의 흐름이 구조적으로 느려질 수밖에 없습니다. 잠자는 동안 혈액의 순환을 보다 활발하게 해줄 수 있다면 우리의 몸은 더욱 건강한 상태를 유지할 수 있게 됩니다.

이러한 두한족열의 원리를 실제로 구현한 것은 우리나라 전통의 구들방 형식이었습니다. 구들방은 아랫목과 윗목의 온도차가 발생하여 윗목에 머리를, 아랫목에 발을 놓고 수면을 취하여 두한족열의 원리를 실현하도록 하고 있습니다.

그러나 현대의 주거 구조는 아랫목, 윗목의 구분 없이 방 전체가 골고루 따뜻하게 가열되는 형태로 되어 있습니다. 이런 주거 형태에서는 수면 시간 동안 몸 전체가 따뜻한 느낌을 받을 수는 있어도 혈액의 흐름은 밋밋해질 수밖에 없습니다.

특히 한방에서는 내장의 보온을 중요하게 여깁니다. 내장을 따뜻하게 하기 위해서는 배 부분을 가열해 주고, 발을 따뜻하게 해주는 것이 내장의 온도를 보존하는 데 효과적입니다.

배 부분을 직접 가열하면서, 따뜻한 피가 빈번하게 내장을 통과할 수 있게 하면 상승효과가 있습니다. 이를 위해서는 발을 따뜻하게 해줌으로써 혈액순환을 촉진시키는 것이 효과적인 방법입니다.

특히 암환자는 저체온 상태에 빠져 있어서 한기(寒氣)를 많이 느낍니다. 암환자가 느끼는 한기는 단순히 실내의 온도를 높여주는 것으로 해결되지 않습니다. 그래서 일반인들은 너무 더워서 답답함을 느낄 정도로 방을 따뜻하게 하고 있는데도 암환자들은 항상 한기를 느끼게 됩니다.

**- 암세포는 밤에 자란다.**

암세포와 정상세포는 일종의 경쟁관계에 있습니다. 체내에 투입되고 생산되고 보존되는 영양분과 에너지의 총량은 일정합니다. 비록 암세포가 왕성한 생명력을 지니고 있다고는 하지만 그래도 정상세포들이 제대로 활동하고 있는 동안에는 성장에 제한을 받을 수밖에 없습니다.

깨어있는 동안은 인체는 조금이라도 운동을 하고, 운동에 의해 호흡량이 늘어나고, 늘어난 호흡량에 의해 혈액순환 역시 조금이라도 활발해지며, 활발해진 혈액순환을 통해 영양도 적절하게 공급됩니다. 그러나 잠자는 동안에는 이 모든 것이 생존을 위한 최소한의 수준으로 멈춰버립니다.

최소한의 호흡을 통해 최소한의 산소가 흡입되고, 혈액순환 속도도 최저화 됩니다. 섭취를 통한 영양 공급 역시 중단됩니다. 정상세포는 암세포와의 경쟁을 멈추고 휴식에 들어가고 암세포에게는 최적의 생존 조건이 마련됩니다.

그래서 암세포는 밤에 더 활발하게 성장합니다. 그렇다면 항암제를 밤에 집중적으로 투여하면 치료효과가 더 뛰어날 수 있지 않을까요? 실제로 프랑스에서 대장암 환자 186명을 대상으로 비교 연구한 결과 밤에 투약한 그룹의 종양 축소율이 두드러진 반면 부작용은 훨씬 적었다는 결과를 얻었다고 합니다. 항암제를 밤에 투여하면 항암제에 의한 세포 파괴가 정상세포보다는 암세포가 상대적으로 더 크기 때문입니다.

또 미국 미네소타 대학에서는 구강암 환자를 대상으로 아침 8시에 투약한 그룹은 암세포 축소율이 30%인 데 반해 자정에 투약한 그룹은 배가 넘는 70%를 냈다고 합니다. 세포의 성장을 관장하는 성장인자에는 야간에 활동하는 기구가 있기 때문이라고 합니다.

세포의 일주기성(circadian rhythm)에 따라 항암치료를 하면 부작용을 경감시킴과 동시에 치료 효과도 크다는 것에 대한 연구 결과는 1999년 37회 JSCO(Japan Society of Clinical Oncology, 일본 임상종양학회)에서 발표된 "Circadian rhythm을 고려한 화학요법" 이라는 내용에서도 볼 수 있습니다.

종양세포가 신생혈관이 생기지 않은 미세한 크기에서는 주간에 비해 야간의 성장률이 7배 이상 높고, 혈관이 생성된 이후에는 주간에도 성장을 지속하지만 주간의 성장률은 야간에 비해 80%수준이라는 것입니다.

실제로 일본의 경우에는 흔하지는 않지만 이러한 일주기성을 이용하여 오후 9시부터 다음날 새벽 6시까지만 항암치료를 하는 의사도 있습니다. 골수세포를 비롯한 정상세포는 낮에 활발하게 증식을 하고 암세포는 야간에 더욱 활발하게 증식을 하기 때문에 주간에 실시하는 항암치료는 정상세포의 손상이 더 크다는 것입니다. 그 때문에 부작용도 더 심하게 나타나고 치료효과도 저하된다는 것이 야간 화학요법을 실시하는 의사의 이론입니다.

암 통증 역시 밤에 더 기승을 부립니다. 암 통증은 암세포의 성장과 관계가 있습니다. 암 통증은 암세포의 성장에 따른 물리적 통증, 암세포가 분비하는 독성물질과 염증물질로 인해 생기는 화학적 통증 등 여러 가지 이유와 형태가 있지만 그 어떤 경우든 암세포가 성장할 때마다 통증은 더 커지며, 암세포의 활동이 밤에 더욱 활발한 것과 밀접한 관계에 있습니다.

암병동의 생활은 낮에도 잠을 자는 것과 다를 바 없는 생활입니다. 요즘은 병원에서도 운동의 중요성을 강조해서 시설과 프로그램을 갖춰서 운동을 장려합니다만, 그래봐야 가벼운 산책의 수준을 넘지 못합니다. 종일 누워서 책을 보다가 손님이 오면 몸을 일으켜 앉아서 얘기를 나누다가, 휴게실로 나가 TV를 보거나, 잠시 바깥으로 나가 벤치에 앉아 해바라기를 하는 것이 전부입니다.

이것은 그나마 상태가 좋은 환자의 경우이고 병기가 많이 진행된 환자들은 눈을 뜨나 감으나 오로지 침대에 누워있습니다. 주간에도 역시 암세포가 성장할 수 있는 최적의 환경이 마련되는 셈입니다.

그래서 차가버섯 자연요법에서는 눈을 뜨고 있는 시간 동안에는 잠시도 가만히 쉬지 못하도록 프로그램을 구성하고 있습니다. 깨어있는 동안은 깨어있는 것 답게 생활과 환경을 만들어서 정상세포는 마음껏 자라게 하고 암세포의 성장은 최소한의 상태로 위축시키고자 하는 것입니다.

그러나 중요한 것은 밤입니다. 잠자는 동안에는 운동을 할 수도 없고, 차가버섯을 마실 수도 없고, 의도적으로 심호흡을 할 수도 없습니다. 낮 동안 열심히 운동을 하고 호흡을 하고 차가버섯을 마셔서 힘을 얻은 정상세포가, 밤이 되어 환경이 좋아진 암세포에게 있는 대로 유린을 당하게 됩니다.

그렇다고 밤을 꼬박 새고 계속 운동을 할 수는 없는 일입니다. 그래서 어쩌면 운동을 하고 차가버섯을 먹는 것보다 더 중요한 것이 잠을 자는 동안의 처치입니다.

자는 동안 발을 따뜻하게 하는 족열(足熱)요법과 등 뒤에 얇은 베개를 받쳐서 인위적으로 심호흡을 유도하는 것이 매우 중요합니다. 특히 발을 따뜻하게 하는 족열요법은 차가버섯 관장과 함께 극심한 암 통증을 조기에 완화시키는 데 강력한 방법입니다.

자는 동안 발을 따뜻하게 하는 것은 발끝에 또 하나의 심장을 달아두는 것과 같습니다. 온 몸을 돌고 있는 혈류 중에 가장 속도가 느린 곳이 발끝입니다. 심장을 출발해 발끝까지 온 혈류는 힘겹게 반환점을 돌아갑니다. 그러나 혈액순환이 최저 수준에 달해있는 암환자의 혈류는 반환점을 돌아가기가 두 배, 세 배 더 힘듭니다.

발끝을 따뜻하게 해주면 발끝에 도달한 피가 힘차게 반환점을 돌아 정맥을 통해 심장으로 돌아가고, 정맥을 통해 혈액을 불러들이는 것이 수월해진 심장은 더욱 힘차게 동맥으로 피를 내뿜습니다. 온 몸의 혈액순환이 활발해집니다.

발끝을 따뜻하게 해주는 족열요법은 밤에 잠을 자는 동안에도 걷기운동을 계속하는 것과 같은 효과를 낳습니다. 자는 동안에도 혈액순환이 활발해지고 호흡을 통한 산소 흡입의 수요를 만들어 냅니다.

잠자는 동안 발을 따뜻하게 유지하는 족열요법은 낮 동안 차가버섯을 먹고, 깨끗하고 건강한 자연식으로 식사를 하고, 맑은 공기를 마시며 부지런히 운동을 하는 것과 같은 정도의 중요성을 지니게 됩니다.

## 2. 온열치료 기기

### - TDP 온열기

TDP 온열기는 중국의 과학자들이 합금을 개발하는 과정에서 철, 아연, 구리, 셀레늄 등의 미량원소를 포함시켜 만든 블랙 디스크 형태의 합금에 열을 가했을 때 인체가 발열할 때 발산하는 전자스펙트럼과 유사한 특정 전자파동이 발생한다는 것을 발견하고 의료기로 개발한 제품입니다.

TDP는 "특정전자파폭"의 중국어 발음의 첫머리를 딴 것으로 특수 합금으로 만들어진 블랙 디스크를 의미하며, 이를 의료기로 사용할 수 있도록 제작한 것이 TDP 온열기입니다.

온열치료기의 관건은 외부에서 조사(照査)하는 열이나 광선이 피부를 뚫고 들어가 체내 심부에 열을 전달하게 하는 것으로, TDP가 발산하는 특정 전자파는 체내에 40~80mm 부분까지 침투하여 체내에서 발열을 유도함으로써 치료용 온열기기의 조건을 잘 갖춘 제품으로 평가받고 있습니다.

차가원에서의 실제 적용에서도 통증 완화 효과는 탁월한 것으로 확인되고 있으며, 가격이 비교적 저렴하고 사용이 간편하여 가정에서 투병중인 암환자들이 쉽게 활용할 수 있는 장점이 있습니다.

환부나 복부에 30cm 거리를 두고 설치하여 한 번에 30분씩 하루 2회 사용하고, 그 이상 사용하는 것은 자제하는 것이 좋습니다.

**- 원적외선 바이오매트**

원적외선을 방사하는 온열기기는 여러 형태의 제품이 있으며 매트 형태로 된 제품도 많이 있지만, 차가원에서 사용 중인 원적외선 바이오매트는 자수정과 블랙토르말린, 산화알루미늄 실리카 규소를 원료로 한 제품입니다.

이 제품에서 방사되는 원적외선은 체내 14~15cm까지 침투하는 것으로 설명되어 있습니다.

매트를 위 아래로 깔고 덮는 형태로 이루어진 이 제품은 기본적으로 70℃로 가열하여 체내 심부의 온도를 37℃~40℃까지 상승시킬 수 있도록 만들어져 있고, 가열 온도를 저온으로 맞춰놓고 수면을 취할 수도 있습니다.

가열 온도를 70℃에 맞춰놓고 1회 50~60분, 하루 2~3회 사용하도록 되어 있으나 체력이 약한 암환자들은 처음부터 50~60분씩 사용하기에는 무리가 있으므로 적응에 시간이 필요합니다.

이 제품 역시 환자의 체력이 기본적으로 갖추어진 상태에서 매뉴얼대로 사용했을 때 통증 완화 및 해소 효과가 분명한 것으로 확인되고 있습니다.

그러나 통증이 목표만큼 완화된 뒤에는 하루 2회 이하로 적절한 수준에서 사용하도록 권고하고 있습니다.

## 3. 목욕요법

목욕은 온열요법의 목표를 달성하기에 가장 손쉬운 방법입니다.

목욕요법은 적절한 온도를 설정하는 것이 중요합니다. 물이 너무 뜨거우면 교감신경이 자극되어 심신이 흥분해버리기 때문입니다.

몸을 따뜻하게 하고 부교감신경을 자극하여 심신을 편안히 쉬게 하려면 욕조에 들어갔을 때 편안한 느낌이 드는 것이 중요합니다. 이때의 적절한 수온은 사람마다 다를 수 있지만 대체로 '체온+4℃'가 가장 쾌적하게 느껴진다고 알려져 있습니다. 4℃의 차이가 기분 좋게 느끼게 하고 부교감신경의 작용을 유발할 수 있는 것입니다.

일반적으로 탕의 온도는 40~42℃가 가장 적당한 온도라고 말하는데 이는 체온이 36~37℃인 건강한 사람의 경우이고, 일반인보다 체온이 1~2℃ 낮게 유지되고 있는 암환자가 이 온도의 탕에 들어가면 매우 뜨겁게 느껴질 수밖에 없습니다. 체온이 낮은 암환자에게는 39℃~40℃ 정도가 적절한 수온입니다.

뜨거운 물에 오래 있지 못하는 사람은 성격이나 취향 때문일 수도 있지만 자신의 기준보다 너무 뜨거운 물에 있으면 오래 견디지 못하고 밖으로 나올 수밖에 없습니다.

목욕을 할 때 자기 체온을 측정해보면 시간의 경과와 함께 체온이 상승하는 것을 뚜렷이 알 수 있습니다.

이 경우 목 이하가 탕 속에 잠겨있기 때문에 체온계를 입으로 물고 체온을 잽니다. 혀 밑에 체온계를 삽입하고 체온의 상승을 확인합니다. 목욕 중에는 줄곧 체온이 올라가기 때문에 체온계를 입에 물고 있다가 가끔 꺼내서 눈금을 읽습니다.

목욕 중의 체온 측정을 10일에서 2주 정도 계속하면 처음에는 체온 상승의 속도가 늦다가 점차 빨라지는 것을 알 수 있습니다.

예를 들면 목욕을 시작한 후 5분간에는 거의 체온이 오르지 않았는데 2주 후에는 5분간에 1℃가 상승하는 등 빠르게 체온이 상승하게 됩니다.

이를 통해 온열요법으로 체온을 조절하는 시스템이 점차 정상화된다는 것을 확인할 수 있습니다.

그러나 평소에 저체온을 유지하고 있는 암환자나 냉증의 경향을 보이고 있는 환자들은 체온이 올라가는 속도가 현저하게 느리고 땀이 나오는데도 많은 시간이 걸립니다.

체온을 저온으로 유지하려는 성향이 체내에 자리 잡고 있고 이것이 정상으로 복원되는데 일반인보다는 더 많은 시간이 필요하기 때문입니다.

처음 한동안은 욕조에 몸 담그기는 10분 이내로 하는 것이 좋습니다. 10분 이내에도 피곤하거나 숨이 차는 등 불쾌한 느낌이 있을 때에는 곧장 목욕을 중단합니다.

전신욕의 경우 수압으로 인해 심장이 압박되어 가슴이 답답해지는 경우가 있습니다. 이럴 때는 반신욕이 전신욕보다 더 효과적일 수 있습니다.

# 후기

다빈치의 그림이나, 바흐의 음악, 차가원을 실지로 보고, 듣고, 경험해서 이해하는 것과, 글로서 설명한 것을 간접적으로 느끼는 것은 조금 다를 것입니다.

경험하는 방법이야 어떠하든, 알아들을 마음이 있는 사람은 알아들을 것이고 그렇지 않은 사람에게는 별 의미가 없을 것입니다.

거의 대부분의 암은 쉽게 치유할 수 있는 증상입니다. 하지만 현실은 그렇지 않습니다. 우리의 삶은 현실이고 현실은 많은 부분 환상일 수도 있습니다.

암을 치유하기 위해서는 과학보다는 자연을. 의학보다는 자신을 믿어야 합니다.

스스로의 노력과 의지로 암을 쉽게 치유하는 사람들이 많이 있습니다. 그렇게 하는 곳, 방법이 차가원입니다. 암이라는 확진을 받으면 헤매지 말고 차가원을 선택하십시오. 차가원에는 새로운 건강과 삶이 준비되어 있습니다.

도저히 어찌할 수 없는 공포와 고통과 잘못된 권위에 오염되어 있는, 암을 치료하는 사바의 바다에 한 방울의 희망을 섞어봅니다.

암은 자연을 따르면 대부분 쉽게 사라집니다.

2010년 11월  무옳 金 東 明